治未病学
理论与实践

张　微　著

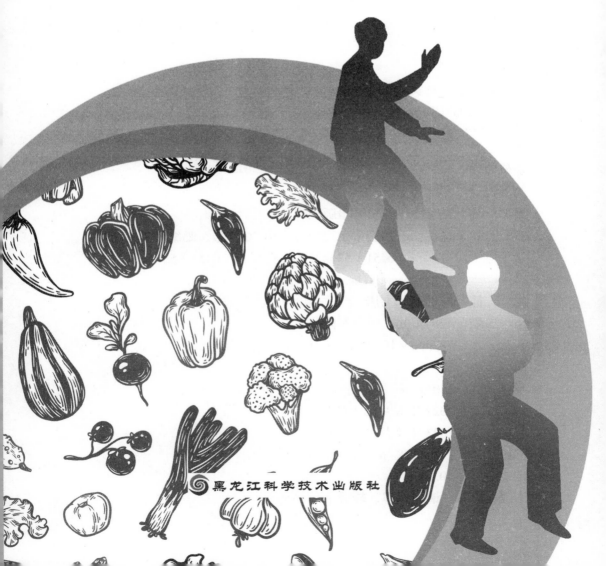

黑龙江科学技术出版社

图书在版编目（CIP）数据

治未病学理论与实践 / 张微著 . –– 哈尔滨 : 黑龙
江科学技术出版社 , 2022.6（2023.1 重印）
ISBN 978-7-5719-1398-4

Ⅰ . ①治… Ⅱ . ①张… Ⅲ . ①上工治未病 Ⅳ .
① R242

中国版本图书馆 CIP 数据核字 (2022) 第 079161 号

治未病学理论与实践
ZHIWEIBINGXUE LILUN YU SHIJIAN

作　　者　张　微
责任编辑　陈元长
封面设计　邓姗姗
出　　版　黑龙江科学技术出版社
　　　　　地址：哈尔滨市南岗区公安街 70-2 号　邮编：150007
　　　　　电话：（0451）53642106　传真：（0451）53642143
　　　　　网址：www.lkcbs.cn
发　　行　全国新华书店
印　　刷　三河市元兴印务有限公司
开　　本　787mm×1092mm　1/16
印　　张　10.75
字　　数　150 千字
版　　次　2022 年 6 月第 1 版
印　　次　2023 年 1 月第 2 次印刷
书　　号　ISBN 978-7-5719-1398-4
定　　价　50.00 元

前　言

　　"治未病"理论源远流长，是中医学的瑰宝，也是现代及未来医学的发展趋势，其历经数千年的沉淀而渐成体系，是中医学理论中独具影响的理论体系之一。"治未病"理论形成于战国，最早见于《黄帝内经》："圣人不治已病治未病，不治已乱治未乱，此之谓也。夫病已成而后药之，乱已成而后治之，譬犹渴而穿井，斗而铸锥，不亦晚乎！""治未病"理论发展于汉唐，成熟于明清，经历代医家充实、提高，时至今日，其内涵已非常丰富，包括三个层面，即未病先防，既病防变，瘥后防复。

　　"治未病"理论一直是中医学预防、保健、康复、治疗的重要理论思想，始终贯穿中医养生、保健、临床治疗等各个环节。"治未病"不是一种药物、一种方法、一个专科所解决的问题，而是中医服务功能向家庭、社区扩展，将防治功能的关口前移、重心下沉的一种医学模式，是一种诊治思路、一种医学观念、一种行医境界、一种医学理念和发展战略的转变，符合人类不断增加的健康需求，展示了中医学的科学性和超前性。

目 录

第一章 治未病概述

第一节 治未病的概念、本质与范畴

一、治未病的概念

"治未病"一词，最早见于《黄帝内经》。《素问·四气调神大论篇》提出："是故圣人不治已病治未病，不治已乱治未乱，此之谓也。夫病已成而后药之，乱已成而后治之，譬犹渴而穿井，斗而铸锥，不亦晚乎!"治未病理念自此而生，并在此基础上不断发展，时至今日，它代表的已经不仅是一个理念，还是一种思想，并逐渐发展成为一门学科。

首先，"治未病"是一种理念，是摄生养慎的理念。《素问·上古天真论篇》作为《黄帝内经》的开篇，就对养生防病进行了阐述，主要从情志到日常生活都明确指出，"志闲而少欲，心安而不惧，形劳而不倦，气从以顺，各从其欲，皆得所愿""法于阴阳，和于术数，食饮有节，起居有常，不妄作劳，故能形与神俱，而尽终其天年，度百岁乃去"。人体从情志与日常生活的调节使之与外界环境相适应，从而达到身心健康的状态，才能使人长养尽寿，终其天年。

由此可见，人之立世，先以养生为主，后面各种病态的出现，皆是不从上教，"以酒为浆，以妄为常……逆于生乐，起居无节，故半百而衰也"。同时，还指出"虚邪贼风，避之有时，恬淡虚无，真气从之，精神内守，病安从来"，引出了后面疾病的防治方法。因此，"避邪、养慎"是养生、防病的根本大法。

其次，"治未病"是一个思想体系，在这个理念提出以后，历代医家在《黄帝内经》的基础上，又不断地探索与实践，将治未病的理念推广、应用，围绕养生防病的理念，结合养生，根据天人合一、脏腑经络、阴阳五行等理论，在防止疾病的发展、病后的康复，甚至扩展到日常做人做事的一种哲学思想，最终形成体系，此时称之为治未病思想。

二、治未病的本质

（一）正确理解"未病"的含义

要想理解"治未病"的含义，就先要理解"未病"的含义。所谓未病主要有以下几种含义。

首先是无病，也就是"五脏元真通畅"的状态。张仲景认为："五脏元真通畅，人即安和。"元气和真气，是机体中最根本、最主要的气，而五脏元真，则是指五脏中藏而不露的"脏真之气"。中医理论是以五脏为中心的，五脏元真其实就是机体最根本、最主要的基础。五脏元真通畅既要求气的充实，又要求气的顺畅。气的充实代表气足，足够满足机体生理功能的需要，足以抵抗外邪，是谓"正气存内，邪不可干"；气的顺畅就是气的调达舒畅，既要求情志顺畅，又要求五脏气的升降出入通畅。

其次是未成之病。机体已经有不适感存在，如果不加重视，不予以调整或适当治疗，将会向疾病方向发展。目前很多的体检项目能够在疾病的早期发现体内环境异常，或机体平衡紊乱，但是并没有形成病态。

最后是未发之病。所谓未发之病，也是所谓的"欲病"状态。《史记·扁鹊仓公列传》里记录了"扁鹊见蔡桓公"的章节，扁鹊在初见蔡桓公之时就指出"君有疾在腠理，不治将恐深"，此时疾病其实已经存在了，只是蔡桓公自己没有感觉到疾病，但是扁鹊已经看出了他的异常，这种状态就是"未发之病。"比如，亚健康状态，可能在面色、神态、脉象、舌象等方面还没有明显变化，患者自己感觉不明显，或者即使有轻度不适，但并不认为是病，没有放在心上，等到疾病发展到影响正常的工作和生活时，才认为是疾病的状态，其实这时已经到了疾病的大发作时期。

（二）正确理解"治"的含义

治未病的"治"，在医疗体系里，也不仅仅是治疗的含义，它其实涵盖了"养、调、防、治"，也就是采用不同的干预和治理方法。

"养"就是养生，主要是养正气，保持正常的生长发育、功能状态，《素问·上古天真论篇》中曰："恬淡虚无，真气从之，精神内守，病安从来。"《素问遗篇·刺法论》中曰："正气存内，邪不可干。"亦说明"治未病"的主要内容是内存正气。"若人能养慎,不令邪风干杵经络,适中经络,未流传脏腑,即医治之;四肢才觉重滞,即导引、吐纳、针灸、膏摩,勿令九窍闭塞;更能无犯王法、禽兽灾伤;房室勿令竭乏,服食节其冷、热·苦、酸、辛、甘,不遗形体有衰,病则无由入其腠理。"

"调"就是调理,包含调和阴阳、调畅情志、调整体质,以及调节不合理的生活、饮食、作息方式,使机体与自然界、社会达到一个和谐的状态。《素问·四气调神大论篇》云:"故阴阳四时者,万物之终始也,死生之本也;逆之则灾害生,从之则苛疾不起……从阴阳则生,逆之则死;从之则治,逆之则乱。反顺为逆,是谓内格。"

"防"可以理解为有目的地提前干预,防止疾病的发生和传变。"防"作为治未病工作的核心内容,"养"和"调",甚至治疗都是为了防止机体失衡和异常状态的出现。了解机体状态,判断病变的趋势,并能够采取正确的方法给予纠正,这需要治未病的医生具有很强的判断能力。

"治"就是将机体的失衡部分予以纠偏,达到新的平衡状态,在疾病的治疗上,也提倡早治疗、防进展。《素问·阴阳应象大论篇》和《素问·刺热论篇》指出:"故邪风之至,疾如风雨。故善治者治皮毛,其次治肌肤,其次治筋脉,其次治六腑,其次治五脏。治五脏者,半生半死也。"对外感性疾病的进展及早期治疗的重要性给予总结。治疗的方法有很多,在后面会有专门的篇幅进行讨论。

因此,治未病学的本质就是:以医学理论为指导,根据疾病发展的规律,采用适当的"辨识、评估和干预"方法,将"养、调、防、治"手段结合在一起,对机体的正常或者失衡状态进行综合治理的一门学科。

(三)治未病与临床医学的关系

治未病学与相关的医学既有相同之处,又有不同之处。相同之处就是所有的医学学科都有相应的理论基础、临床适用范围,并且有各自的优势。治未病学在养生、防病方面与现代心理学、营养学、预防保健学有共同的服务群体,并且能够互相补充;在已病防变和病后防复方面,又与临床各科有着相互交叉、优势互补的关系。

两者之间的不同在于,治未病学注重个体的整体功能状态,是建立在辨识、评估结果的基础上,主要管理个体的健康状态,对管理对象的管理是全周期的管理，主要的目的是改善、提升个体整体功能状态和防范风险，注重以人作为一个整体来管理，也就是针对将要或已经生病的人。而西医学的主要研究对象是疾病，这些疾病的诊断是基于大样本统计形成的特异性指标体系，所针对的对象是人生的病，评价指标也是注重异常的，注重基于大样本统计形成的特异性异常指标体系是否变为正常。

治未病学与临床医学都来源于医疗实践，属于应用性很强的学科。不论其学科研究对象是人还是病，其服务对象都是人。其最终的目标都是最大限度地消除疾病给患者带来的危害，挽救和延长患者的生命。

三、治未病的范畴

治未病的范畴包括：未病先养、未病先防的养生篇；已病防变、先安未受邪之地的治疗篇；病后防复的康复篇。治未病有其理论基础，涉及多学科交叉，并带动相应产品开发。

理论基础：治未病的理念来源于中医，并且应用于中医临床各科的实践中。现代医学界，在20世纪末终于重新统一了对健康和疾病的认识：医学不仅是关于疾病的科学，还是关于健康的科学。好的医生应是使人不生病的医生，而不仅是把病治好的医生。可见，医学的认识是相通的，医学的最终目的是保证人类的健康，让每个人都能够积精全神，度天年而去。所以，在新的发展时期，治未病的理论应该也要与现代医学相结合，与相关的学科结合，形成更加完善的理论体系。

学科交叉：从学科发展的角度上看，治未病的范围可能还要更广泛，有发展模式、学科之间的交叉。在临床的分期诊疗过程中，每一个阶段的受众都处于不同的生理、病理阶段。未病期在生理功能的调节方面，需要以与心理、预防保健、营养等相关科室的结合为主，侧重点在保持身体健康；已病期要以临床的生理病理变化为基础，不同系统的疾病要与相关的临床学科结合，侧重于治疗、复健、防止疾病的进展变化；在病后期或相关慢性疾病的稳定期，要使相关的学科与康复、营养、心理学等学科进行交叉结合。学科之间的交叉包含理论基础、诊疗方法、诊疗技术等的相互融合、优势互补、取长补短。

产品开发：治未病的理论与诊疗基础，来源于祖国传统文化与生活，是一个以"简、便、效、廉"为特色的学科，治未病科的相关衍生产品也是治未病体系中非常重要的一部分，衍生产品包含文化、技术、器械等多个方面。

现在是追求健康的时代，治未病作为一个既古老又新兴的学科，在大健康时代到来之际，必将散发出独特而闪耀的光芒。我们应该珍惜它，努力使治未病工作日臻完善，使之在大健康时代为人类健康做出应有的贡献。

第二节　治未病病症分类、命名原则和整体特点

一、病症的分类

历代医家从不同的角度，对疾病有不同的分类方法。《诸病源候论》把风病、虚劳病、伤寒、温病、热病、时气病等全身性疾病列在最前面，然后又根据证候特征或脏腑生理系统，对其他疾病予以分门别类。其中，把消渴、脚气、黄疸作为独立疾病列为专章，而将脾胃病、呕哕病、食不消病归为一类。《备急千金要方》里，除风病、伤寒、脚气、消渴、水肿等全身性疾病外，其他疾病都分别归入互为表里的五脏六腑十一门中。张子和的《儒门事亲》中"三法六门"以病因分类为主，把疾病分为风、寒、暑、湿、燥、火"六门"。明代楼英《医学纲目》以脏腑为纲，把伤寒以外的各种疾病，均按脏腑分为五部，分别归入相应脏腑之下。

疾病用不同方法进行分类，一方面反映了不同医家的学术思想，另一方面也反映了医家对疾病本质的认识水平。

本书根据治未病理论，对干预群体做了一定划分。首先，按照服务对象，划分为健康群体、欲病群体、已病群体、瘥后群体；其次，根据不同生理阶段人群的不同生理和病理特点，分为生长期、青壮年期、衰退期、老年期、特定生理阶段等；再次，按体质分类，主要分成九种体质，给予不同的调养方案；最后，按照人群的需求来分类，某些特定人群对于治未病有一定的特殊性需求，比如乳房调养、增高调养、强壮调养等。

二、病症命名的原则

本书各论中所涉及病症命名的原则：欲病阶段因疾病尚未形成，以症状、

感觉、病位等命名为主，如郁烦、脘腹胀满、颈肩酸胀、头重胀等；已病和瘥后阶段以西医学既有病名命名为主，如支气管哮喘、急性冠脉综合征、糖尿病等。另外，在具体的论述过程中，每一病症采用辨证分型这一具有中医特色的病证命名方法，根据其辨证分型进行调治。

第三节　治未病的发展概况

一、上古至秦汉

《尚书·商书·说命中》中说："惟事事，乃其有备，有备无患。"这种防患于未然的思想逐渐渗透到了医学界，其萌芽可见于《周易》中的"水在火上，既济，君子以思患而豫防之"，又体现在《史记·扁鹊仓公列传》中所记载的扁鹊对蔡桓公望色诊病，"君有疾在腠理，不治将恐深""君之病在肌肤，不治将益深""君之病在肠胃，不治将益深"等，此文不仅体现了扁鹊的高超医术，同时还强调了疾病早期治疗及防止疾病传染的重要性。

《黄帝内经》首先提出了"治未病"理论，体现了未病先防、无病养生、防病保健的治未病思想。汉代张仲景着重于临床实践，进一步强调了在疾病初发、病位浅表时，及早治疗、防微杜渐的重要性。《伤寒论》第八条云："太阳病，头痛至七日以上自愈者，以行其经尽故也。若欲作再经者，针足阳明，使经不传则愈。"条文指出根据六经传变规律，故可针刺阳明经穴位以防太阳病邪气内传，同时还强调了"瘥后防复"，如《金匮要略·脏腑经络先后病脉证》中记载："五脏病各有所得者愈，五脏病各有所恶，各随其所不喜者为病。"在《伤寒论》中有"辨阴阳易瘥后劳复病脉证并治"，指出伤寒新愈，若起居劳作，或饮食不节，可能会发生劳复、食复之变，从而警示世人疾病初愈时应慎起居、节饮食、勿劳作，方能巩固疗效，防止疾病复发，以收全功。

二、东汉至唐宋

东汉末年，华佗模仿虎、鹿、熊、猿、鸟五种禽兽的动作，创立"五禽戏"，具有刚柔并济、动静结合的特点，可养精神、调气血、益脏腑、活筋骨、利关节，被后世广泛传播。

晋代葛洪主张"养生以不伤为本"，可谓当时治未病的先导者，其所著《抱朴子·别旨》中提出"导引疗未患之疾，通不和之气，动之则百关气畅，闭之则三宫血凝。实养生之大律，祛疾之玄术矣"。隋代巢元方所著《诸病源候论》中再次完善和延伸了气功方面的论述，提出气功可疏通经络、调和气血，达到强身保健、预防、治疗的作用，初步奠定了气功在治未病中的重要地位。

唐宋时代，治未病理论得到进一步的发展和升华。孙思邈所著《千金要方》对中医"治未病"理论研究的阐述更为详尽，主要可归纳为两个方面。其一，《千金要方·序例》中曰："古之善为医者，上医医国，中医医人，下医医病。"又曰："上医医未病之病，中医医欲病之病，下医医已病之病。若不加心用意，于事混淆，即病者难以救矣。"认为"治未病"是上医的水准之一，并将"治未病"作为评判好医生的标准。其二，《千金要方·养性》中曰："夫养性者，欲所习以成性，性自为善，不习无不利也……善养性者，则治未病之病，是其义也。"孙思邈强调，治未病重在养性，养性的终极目标就是要达到长寿。《千金要方》中还载有一整套养生延年的方法和措施，包括养性、导引内视、居处、按摩、调气、服食、禁忌、房中补益等八项内容，"凡人自觉十日以上康健，即须灸三数穴，以泄风气。每日必须调气补泻，按摩导引为佳……常须安不忘危，预防诸病也"。

南宋王执中在《针灸资生经》中提及"刺泻风门，可令背不发痈疽"，用脐灸可以增补元气、强身健体、延年益寿。窦材在《扁鹊心书》中再次肯定了灸法的功效，认为灸法为各种养生保健法的首位，"若灸迟，真气已脱，虽灸亦无用矣；若能早灸，自然阳气不绝，性命坚牢"。他主张常灸、早灸关元、气海、命关、中脘等穴位，无病时可预防保健，在既病后可防病传变。张杲在《医说》中提及"三里者，五脏六腑之沟渠也，常欲宣通，即无风疾"，认为灸足三里亦可预防中风。北宋庞安时十分重视地理、体质与发病类型的关系，并指出"凡人禀气各有盛衰""勇者气行则已，怯者则着而为病也"，与《黄帝内经》中"正气存内，邪不可干"不谋而合。钱乙根据小儿体质特点主张"重视先天，补益后天，慎用攻下"的原则，提出"渐与稠粥烂饭，以助中气，自然易养少病。惟忌生冷、油腻、甜物等""脾胃虚衰，四肢不举，诸邪遂生"

重视健中气的治未病思想。成无己所著《注解伤寒论》也强调"凡作汤药，不可避晨夜，觉病须臾，即宜便治，不等早晚，则易愈矣"。说明需要在疾病早期积极治疗，消除隐患，机体才能痊愈。

三、金元至明清

金元时期是中医理论发展的一个重要时期，治未病也是其中一个主要部分。刘完素在《素问病机气宜保命集》中提出养生重在养气，总结出"养、治、保、延"的养生观，"其治之之道，节饮食，适寒暑，宜防微杜渐，用养性之药以全其真"。张从正认为养生的核心思想是"君子贵流不贵滞"，强调"若欲长生，须得肠清"，又提出无病不可药补，盲目药补对养生徒害无益，"凡药皆毒也……多服必有偏胜，气增而久，夭之由也"。李东垣注重调理脾胃，其所著《脾胃论》认为治未病始终要重视脾胃的调养，以扶助正气，抵抗邪气，如"真气又名元气，乃先身生之精气也，非胃气不能滋之""脾胃之气既伤，而元气亦不能充，而诸病之所由生也"。又在《兰室秘藏·劳倦所伤论》中论述"饮食有节，起居有常，不妄作劳，形与神俱，百岁乃去，此谓治未病也"。朱丹溪《丹溪心法·不治已病治未病》开篇便提出："与其救疗于有疾之后，不若摄养于无疾之先。盖疾成而后药者，徒劳而已。是故已病而不治，所以为医家之法；未病而先治，所以明摄生之理。夫如是则思患而预防之者，何患之有哉？此圣人不治已病治未病之意也。"告诫人们应注重养生。朱丹溪主张谨慎饮食，以养阴精，"惟饮与食将以养生，不以致疾，若以所养，转为所害，恐非君子之所谓孝与敬也"，还主张"去欲主静"以聚存阴精，不使相火妄动。

明清时期的治未病思想和理论进一步发展，并且名医辈出。万全的《育婴家秘》也体现了预防为先，提出"不知保护于未病之先，不如调护于除病之日，此谓治已病"，提倡有病早治，倡导优生与养胎。张景岳云："故在圣人则常用意于未病未乱之先，所以灾祸不侵，身命可保"，又提出"脏病唯虚者能受之，而实者不受，脏邪唯实者能传而虚者不传""阳强则寿，阳衰则夭"，强调了养生防病中阳气的重要性。同时，提倡著名的补肾原则，"善补阳者，必于阴中求阳，则阳得阴助而生化无穷；善补阴者，必于阳中求阴，则阴得阳升而源泉不竭"，还进一步提出瘴气的防治方法与调养正气的重要性。

四、中华人民共和国成立后

"预防为主"一直是中华人民共和国成立以来卫生工作的基本方针。随着国家疾病防控与卫生监督体系逐步完善，科技水平提高，部分严重危害人民健康的疾病已得到控制或基本消灭，人们的工作和生活环境得到明显的改善。麻疹、白喉、百日咳、乙型脑炎、流行性脑脊髓膜炎等传染病的发病率大幅度下降，结核病、乙肝、艾滋病等疾病的防治也取得明显进展；一些慢性非传染性疾病防治得到重视和加强，如高血压、糖尿病、冠心病、精神心理疾病等，开展了社区综合防治干预，取得了一定的效果；对地方病的防治，如克山病、大骨节病、碘缺乏病等，也取得了举世瞩目的成绩。

进入21世纪以来，随着医学模式的转变，医学发展趋势由以治病为目标和对高科技的无限追求，转向预防疾病与损伤，维持和提高健康，给"治未病"的发展带来了前所未有的机遇。2006年3月，国家16个部委联合发布了《国家中长期科学和技术发展规划纲要（2006—2020年）》，将"人口和健康"作为重点领域之一，明确提出疾病防治重心前移，坚持预防为主，促进健康和防治疾病相结合的方针，研究预防和早期诊断关键技术，显著提高重大疾病诊断和防治能力。

第二章 治未病理论、治则和方法

第一节 治未病的理论基础

一、脏腑经络理论

（一）脏腑理论

脏腑理论来源于张仲景的系统阐述。从脏腑整体观出发论述"治未病"，在诊治疾病时，除对已病脏腑进行治疗，还必须掌握疾病发展传变的规律，准确预测病邪传变趋向，对可能被影响的脏腑加以固护，采取预防措施，以阻止疾病传至该处，终止其发展、演变。《金匮要略·脏腑经络先后病脉证》从人体内部脏腑相关的整体观念出发，重点叙述了内伤杂病"治未病"的治疗原则。具体体现在以下三个方面。

1. 未病先防

强调未病之前当重视养慎，即内养正气，外慎邪风。一是节制房事，勿令竭乏；二是饮食有节，避免偏嗜；三是避开邪风、虫兽、外伤等各种致病因素的伤害，即"若人能养慎，不令邪风干忤经络……"，也就是《素问·上古天真论篇》所谓的"精神内守，病安从来"。

2. 有病早治

《金匮要略》中的"适中经络，未流传脏腑，即医治之，四肢才觉重滞，即导引、吐纳、针灸、膏摩，勿令九窍闭塞"，强调了疾病的早期治疗。外邪侵袭人体，如拖延诊治，病邪可能由表入里，步步深入，以致侵犯脏腑，使病情复杂，治疗困难。因此，在防治疾病过程中，要做到早期诊断，早期治疗，将疾病消灭在萌芽状态，如肺痈"始萌可救，脓成则死"，强调早期治疗，转归良好。

3. 既病防变

在诊治疾病时，仅对已病脏腑进行治疗是不够的，还必须掌握疾病发展传变的规律，预测病邪传变趋向，对可能被影响的脏腑加以固护，采取预防措施，以阻止疾病传至该处，终止其发展、演变，"夫治未病者，见肝之病，知肝传脾，当先实脾"，即此意。

（二）经络理论

经络是人体运行气血的通路，由十二经脉、奇经八脉及络脉等组成。十二经脉及其分支在人体纵横交错，入里出表，通上达下，相互络属于脏腑，奇经八脉联系沟通于十二经脉，络脉联络筋脉皮肉，从而使人体的五脏六腑、四肢百骸、五官九窍、皮肉筋脉等组织器官联络成一个有机的统一整体。经络作为人体高级的调控系统，具有很强的调控能力，对机体具有运行气血、濡润脏腑、沟通内外、反映证候、诊断疾病的作用。故《灵枢·经脉》曰："经脉者，所以能决死生、处百病，调虚实，不可不通。"所以历代医学家都十分重视经络学说。

气血是人体生命活动的动力和基础，人体各个组织器官均需要气血的濡养，才能维持和发挥其正常的生理功能，而经络又是气血运行的通道，气血必须通过经络的传注布散于全身各处。

如果经络中的气血阻滞、运行不畅、当升不升、当降不降，就会影响经络所过之处的器官组织的正常的生理功能。倘若外感寒邪，束于机体表面，使机体浅表的络脉中的气血阻滞不通，不通则痛，所以表证患者常常会出现浑身肌肉、关节酸痛的现象。倘若情志抑郁、肝失疏泄、肝经气血运行不畅，会影响到肝的正常生理功能。因此，郁病患者常常感到胁肋、少腹胀痛。

由于脏腑之间是通过经络沟通联系的，因此经络就容易成为脏腑之间病变相互影响的途径，使人体一个脏腑的病变通过经络而影响到另一个脏腑。例如，足厥阴肝经挟胃，注肺中，因此肝病容易犯胃、犯肺；足少阴肾经入肺络心，所以肾虚水泛，会凌心射肺。至于相为表里的阴阳两经，更由于络属于相同的脏腑而相互影响。例如：心与小肠相表里，心火会下移于小肠，故心病常兼有小便黄赤或尿血现象；肺与大肠相表里，肺病常兼有大便异常等症状。

现代运动生理学研究证实，人体的经络系统是一个特殊的传导系统，它与神经系统、体液系统均有密切联系。人体运动提高中枢神经系统的生理功能，使大脑皮层的兴奋与抑制过程更加协调平衡，这样就能使人体各部生理功能保持稳定而协调平衡。健身运动还能改变人体的内分泌激素的含量，并通过人的体液系统分布到各个组织和器官中去，从而起到促进和调节人体代谢功能的作用。同时，人体运动在疏通经络、运行气血、防止经络受阻而致气滞血瘀方面有积极的作用。现代生理学研究认为，人体运动时肌肉收缩，挤压静脉血管，使血液向心脏流动，当肌肉舒张时，静脉重新充盈，这样反复运行，便产生了"按摩"效应，防止瘀血发生，起到疏通经络、运行气血的作用。

二、气血津液理论

气血津液学说是研究人体气、血、津液的生成、运行、生理功能的理论，是中医学理论的重要组成部分。气血津液是人体生命活动的物质基础，与脏腑的关系紧密。气血津液是脏腑正常生理活动的产物，各脏腑的整体功能是完成气血津液的正常运行，气血津液又影响脏腑的功能，若气血津液旺盛，全身的脏腑经络、四肢百骸、皮毛筋骨都能得到充养，如此则肢体强健，关节滑利，运动自如。

正常情况下，人体的气以升降出入的形式不断运动，处于一个动态的平衡状态，时刻推动和激发人体包括免疫功能在内的各种生理活动。气血充盈，正气充足，气机调畅，不但能清除病原微生物等外邪，而且在维护机体内环境的稳定、防治自身免疫性疾病的发生方面，也具有重要作用。如果气的升降出入运动平衡失调，则发生气滞、气郁、气结等病理变化，从而导致多种病症，如自身免疫性疾病等。

血为全身各脏腑组织的功能活动提供营养，免疫器官、免疫细胞和免疫分子的生长发育均依靠血的营养。血盛则形盛，血衰则形衰。血虚患者体内免疫细胞数量较健康人少，还会出现细胞免疫功能低下、体液免疫功能亢进的倾向，这不利于机体清除衰老、受损及死亡的细胞。因此，血液在免疫稳定功能上发挥了重要的作用。

津液中存在多种免疫分子，如免疫球蛋白、补体、神经递质、激素等，这些物质相互协调作用，共同维持机体内环境的稳定，在防止自身免疫性疾病的发生方面，也起到了重要的作用。

免疫监视功能是指清除突变细胞，以免发生肿瘤，这与中医的正气调节脏腑经络气血，不致形成痰积血瘀，以免发生"积聚"（肿瘤）的作用类似。中医学认为，在肿瘤发生的病因中，正气虚起着主导作用，所谓"正气存内，邪不可干"，就是强调提高机体自身抵抗力以防治肿瘤。"积之成者，正气不足而后邪气踞之"，强调肿瘤的形成是机体正气不足，而后邪气踞之而致病的。机体受到某些因素的影响或外邪的侵袭，以致脏腑经络等生理活动异常，影响了气血津液的正常功能，使机体的免疫监视功能下降，导致了肿瘤的发生。

中医的气血津液学说对健身功法也有着深远的影响，这些功法采用动作、意念、呼吸相协调的方式，以固精、养气、调血，从而达到全面修养身心的目的。古代创立了"五禽戏""太极拳""八段锦""易筋经"等方法，为后世强身健体积累了宝贵的经验。各种运动持之以恒，就能使血脉流通，关节灵活，气机调畅，形神合一。

第二节　治未病的辨治原则

整体观念，是在中国古代朴素的唯物主义和辩证法影响下形成的中医学独特的思维方法，即认为所有的事物都是一个整体，事物内部的各个部分是互相联系、密不可分的，事物与事物之间也有密切的联系，整个宇宙也是一个大的整体。在中医学中，整体观念是关于人体自身及人与环境、人与社会之间的统一性、联系性的认识，整体观念是中国古代唯物论和辩证思想在中医学中的体现，它贯穿中医学的生理、病理、诊法、辨证和治疗等各个方面，也是中医"治未病"的根本立足点和出发点。整体辨治具体有以下四个方面。

一、形神合一

中医认为人体是一个以心为主宰，以五脏为中心，通过经络、精、气、血、津液、神的作用联系脏腑、体、华、窍等形体组织的有机整体。另外，躯体状况和精神活动密切相关，各系统、各器官之间在生理功能上互相联系，在病理状态下互相影响。在这一有机整体中，中医特别强调"形神合一"，认为人的精神活动与人的形体密不可分，互相依存，如《灵枢·天年》所说："血气已和，荣卫已通，五脏已成，神气舍心，魂魄毕具，乃成为人。"说明五脏气血是精神魂魄生成的物质基础，精神和肉体相合生命体才能得以存在。在疾病的认识方面，"形神合一"论清楚地认识到形和神在疾病的发生过程中互为因果的关系。一方面，躯体生理活动的异常（形的异常）可以导致精神心理的疾病（神的疾病）；另一方面，精神心理的异常（神的异常）可能造成或加重躯体生理病变（形的病变）。

当今社会的诱惑、压力、竞争等导致人体心身功能紊乱，已成为普遍现象。这些功能紊乱可以说是众多现代常见病的前驱症状，也是形成"欲病"状态的主导因素，如何防范、纠治这类心身功能的紊乱，在"治未病"中显得尤为重要。因此，在"形神合一"理论的指导下，中医主张"治神"与"治形"并用的"心身并治"。

二、天人合一

《素问·宝命全形论篇》曰："人以天地之气生，四时之法成。"《素问·六节藏象论篇》云："天食人以五气，地食人以五味。"这些都说明人体要靠天地之气提供的物质条件而获得生存，同时人体五脏的生理活动，必须适应四时阴阳的变化，才能与外界环境保持协调平衡。正如张景岳所说："春应肝而养生，夏应心而养长，长夏应脾而变化，秋应肺而养收，冬应肾而养藏。"因此，人体要保持健康无病，必须维持人与自然规律的统一。人也应根据这一规律，安排生活作息，调摄精神活动，以适应不同的改变。所谓"和于阴阳，调于四时"，"从之则苛疾不起"，健康长寿；"逆之则灾害生"，轻则为病，重则危及生命。另外，人是社会的组成部分，人与社会之间亦互相联系和影响着。社会环境可通过社会发展带来的各种不利因素引起躯体变化，也可以通过影响精神活动进一步影响躯体状况。

"未病"状态的发生与不良的生活方式、行为习惯及社会环境等息息相关。从中医角度理解，这是人与自然、社会的协调出现了紊乱，而导致心身阴阳、气血、脏腑的失衡状态。从这一认识出发，"治未病"总的指导原则是以整体观念为指导，调整这种失衡状态。"天人合一"整体观为"治未病"铺设好了一个宽阔的平台。

三、四辨调治

辨证论治是中医学的基本特点之一，也是中医对疾病进行诊断、治疗有别于其他医学且最具特色的重要环节，由此也让许多人产生了一种误解，认为中医只讲"辨证"，不讲"辨症"和"辨病"，这实际上是不符合中医学发展的客观情况的，是对中医学的片面理解。实际上，"辨症""辨病"同样也是"治未病"中不可或缺的重要原则。而且"治未病"还强调体质的概念，所以"辨证、辨病、辨症、辨质"为治未病的四大基本调治原则。

症、证、病、质是"治未病"中四个相关而又不相同的基本概念。所谓"症"，即症状，是指患者主观感受到的某些异常感觉（恶寒、发热、头痛等）和医生检查患者时所获得的有病理意义的客观体征（苔腻、舌胖大、脉结代等）。它是人体非健康状况的客观反映，也是构成疾病和证候的基本要素。"证"是中医学所特有的重要概念，"证"即证候，是指机体在疾病发展过程的某一阶段，多方面病理特性的概括。多方面病理特性包括疾病的起因，病变的部位、性质、程度、邪正之间的关系，疾病可能的发展变化趋势等，并涉及影响疾病性质的诸如年龄、体质等自身因素和自然、社会等外界因素。这些特性反映着疾病发展过程中某一阶段病理变化的本质。"病"即疾病，是指在致病因素的作用下，人体内、外环境动态失衡而产生的一种异常生命现象。然而中医学对疾病的命名根据不一，有的是根据主要症状而命名的，如咳嗽、喘病、惊悸、水肿、头痛等，都是中医的病名；有的是根据病因而命名的，如感冒、痰饮、破伤风、中暑等；有的是根据病变性质或病变部位加性质来命名的，如肺痈、肺痿、肠痈、脚气等；有的是以形象的比喻命名的，如中风、痹病、霍乱、疬气、疟疾等。由此可见，中医对疾病的命名，虽有其自身规律，但仅从病名来看，显然缺乏明确的病因、病性、病位和病理变化规律可循，内涵不确切，外延又很广泛。"质"即体质，是指人体生命过程中，在先天禀赋和后天获得的基础上所形成的形态结构、生理功能和心理状态方面综合的、相对稳定的固有物质。中医体质学认为，体质决定了患者对病邪的易感性和所患病证种类的倾向性。故分清人群中的体质，针对性预防易感疾病比诊治疾病更为重要，以体质为依据进行防治调护，是"治未病"的重要原则之一。

四者比较而言，"症"是疾病过程中反映出来的客观的外在表象（临床表现），是构成疾病和证候的基本要素。"病"是人体在致病因素作用下，内、外环境动态失衡而产生的一种异常生命现象。每一个具体的病都有它自己独特的病因病机、临床表现和传变规律，并以某病名表示。"证"代表着疾病某一阶段的病理本质，即表现疾病过程中某一阶段的主要矛盾。"证"不是症状，也不是内在病变的本身，而是把症状和内在病变有机联系在一起，通过"证"近似地反映内在病变在某患者身上某一阶段的特征。"质"是"相对稳定的固有物质"，但也是可调的。也就是说体质既具有稳定性，又具有可变性，通过干预可以使人的体质偏颇失衡状态得到改善与调整，从而恢复健康。四者既相互联系，又有质的区别。

四、三因制宜

三因制宜，是因时制宜、因地制宜、因人制宜的统称，是指根据时间（时）、空间（地）、个体的特殊性（人）差异，采用不同的治疗方法治疗疾病。由于疾病的发生发展与转归，受到多方面因素的影响，如时令气候节律、地理环境差异，以及人的年龄、性别、体质的差异等。三因制宜强调治疗疾病不可孤立地看待病证，在临床辨证时，除应掌握疾病的一般规律外，还应知常达变，全面考虑时、地、人的特性和差异对疾病的影响，从而制定出最适宜的治疗方法，这也是治疗疾病所必须遵循的指导思想。

从治疗程序和意义上分析，三因制宜为中医诊疗"辨证"思维的第一步，从影响疾病的多因素角度出发，补充了治病求本治则的不足。治病求本着重于从疾病本身的发生发展规律来认识疾病的本质，而疾病又总是通过一定的个体，在一定的时间、空间中表现出来。三因制宜则强调从一定的个体和时空全面看待问题，具体情况具体分析，有利于制定出更为适宜和个性化的诊疗方法。

（一）因时制宜

根据时令气候节律的特点，来制定适宜的治法和方药。"时"既指自然界的时令气候特点，又指自然界的时间变化规律，并且这两者相互联系。四时气候和时间节律的变化，对人体生理活动、病理变化都会产生一定的影响，这种影响既可表现为四季寒热温凉、升降浮沉的年节律，又表现为月盈月亏、气血盛衰的月节律，还表现为昼夜阴阳消长的日节律。年、月、日的时间节律，是自然界本身的运动规律，也带来了不同的时令气候特点，它们在一定程度上影响着人的生理活动和病理变化，甚或影响疾病的治疗效应。因此，治疗疾病应该考虑时令气候节律因素的影响，以制定出适宜的治法方药，这就是《黄帝内经》上说的"因天时而调血气"。一般来说，在寒凉季节慎用或者禁用寒凉药物，在温热季节慎用或者禁用热药。《素问·六元正纪大论篇》言"用寒远寒，用凉远凉，用温远温，用热远热，食宜同法"即为此意。著名医家李东垣说："冬不用白虎，夏不用青龙。"他在创制补中益气汤方后，列出四时用药加减法。临证时，虽然同为一病，但发生在不同季节，应用的方药有很大差别。

（二）因地制宜

根据地理环境特点，来制定适宜的治法和方药。不同的地区，地势的高下、气候的寒温燥湿、居民的生活习惯也不尽相同。因而，在不同地域长期生活的人就形成了不同的体质。例如：我国西北高原、山区气候寒凉，干燥少雨，人们多食面粉乳肉，一般体质较壮，脾胃消化功能和卫外功能较强，但往往耐风寒而不胜暑热，病多内伤或外寒内热，应散其外寒，而凉其里热；东南海滨、平原气候温热，潮湿多雨，人们多食大米鱼虾，一般体质较弱，脾胃消化功能和卫外功能也相对较弱，多耐暑热而不胜风寒，病多外感或生内寒，应收敛其外泄的阳气，而温其内寒。

地理因素使得一些疾病呈现出地域性的差异，因此在治疗的方法和药物上应有所区别。例如：外感风寒表证，西北地区气候严寒，人们腠理多致密，故多重用辛温解表药，常用麻黄、桂枝；东南地区气候温热，人们腠理多疏松，则用辛温解表药较轻，常选荆芥、防风。另外，还有一些疾病的发生与不同地域的地质水土状况密切相关，如地方性甲状腺肿、大骨节病、克山病等地方性疾病。因而，在治疗时就必须针对疾病发生在不同地域的背景实施适宜的方法与治疗手段，应当把地理环境作为辨证论治的一项内容。

（三）因人制宜

根据患者年龄、性别、体质等不同特点，来制定适宜的治法方药。人的年龄不同，则生理状况和气血盈亏等情况不同，因而不同年龄段，其病理变化的特点也各不相同，所以治疗用药应该有所区别。小儿生机旺盛，但气血未充，脏腑娇嫩，患病易寒易热，易虚易实，病情变化较速，但接受治疗的药效反应也较快，故用药宜轻，疗程宜短，少用补益，忌用峻剂，并随病情变化而及时调整治疗方案；青壮年气血旺盛，脏腑功能趋于稳定，对各类疾病的抵抗力也强，在患病时，多表现为邪正相争的实证、热证，治疗用药禁忌要少，可侧重于攻邪泻实，药量亦可稍重；中年人则生机由盛渐衰，精血暗耗，阴阳渐亏，易出现脏腑功能失调的病理特点，所以治疗中年疾患，要及时补益精血，调理脏腑功能，使之重归协调；老人生机减退，气血亏虚，患病多虚证，或虚实夹杂，多用补虚之法，或攻补兼施，用药量应比青壮年少，中病即止。

男女性别不同，而各有其不同的生理病理特点。男子阳旺，要慎用大辛大热之品，以免助阳生火；女子阴盛，要少用寒凉之物。由于男子以阴血为贵，伤阴耗血后要注意滋补阴血；女子以阳气为贵，阳气不足或气随血脱之时，更要注意大补阳气，以温阳益气摄血。男子生理上则以气为主，以肾为先天，病理上易精气亏损而患有精室及性功能等方面的特有病证，宜在调肾基础上结合具体病机而治。女子生理上以血为本，以肝为先天，病理上有经、带、胎、产诸疾及乳房、胞宫之病。月经期、妊娠期的用药当审慎，禁用峻下逐水、祛瘀破血、滑利走窜和有毒性的药物等。

不同的人因先天禀赋与后天环境的不同，存在着个体体质的差异，有着强弱之异、偏寒偏热之殊、阴阳盛衰之别。一方面，表现为体质对病邪的易感性，即不同体质的人所容易感受的致病因素或好发的疾病各不相同。另一方面，患病之后由于机体的体质差异与反应性不同，病证就有寒热虚实之别或"从化"的倾向，因而治法方药也应有所不同。一般而言，体质强者，病证多实，其体耐受攻伐，故治疗宜攻，用药量宜重；体质弱者，病证多虚或虚实夹杂，其体不耐攻伐，故治疗宜补，用攻则药量宜轻；体质偏于阳盛或阴虚者，病证多从体质而"热化"，故治疗用药宜寒凉而慎用温热；体质偏于阴盛或阳虚者，病证多从体质而"寒化"，故治疗用药宜温热而慎用寒凉。

总之，三因制宜的治则，体现了中医治疗学上的整体观念，以及辨证论治在应用中的原则性与灵活性，只有对天时气候、地域环境、患者个体等因素加以全面综合的考虑，才能在临床上取得较好的治疗效果。

第三节　治未病的方法

自《黄帝内经》开始，治未病思想一直贯穿了整个中医药发展史，从药物调补、四时调摄、饮食起居、健身运动到精神养生都积累了丰富的经验。其方法包括内服法、外治法、导引法、情志疗法及五音疗法等。《扁鹊心书·须识扶阳》中说，"人于无病时，常灸关元、气海、命关、中脘，虽未得长生，亦可保百余年寿矣"，提出了采用艾灸"治未病"养生延年；《金匮要略·脏腑经络先后病脉证》中指出，"适中经络，未流传脏腑，即医治之，四肢才觉重滞，即导引、吐纳、针灸、膏摩，勿令九窍闭塞"，涵盖了运用针灸、膏摩等外治及导引等方法"治未病"已病防变。

一、内服法

中药内服疗法是把一种或多种药物配伍成方，或加水煎煮，或浸酒泡制，或与食物同烹，或制成膏、丹、丸、散等剂型吞服，从而达到调治身体的目的的治疗方法。内服疗法以其奏效迅速、作用强，广泛应用于内科、外科、妇科、儿科、伤科、骨科、皮肤科等领域。

（一）汤剂

汤剂是将中药饮片混合加水浸泡，再适当煎煮，去渣取汁而成的液体剂型。汤剂主要供内服，如麻黄汤、桂枝汤等。金元医家李东垣说，"汤者，荡也，去大病用之"。汤剂是我国应用最早、最广泛的一种剂型，其特点是吸收较快，能迅速发挥药效，便于根据病情的变化而随症加减使用，适用于病症较重或病情不稳定的患者。凡汤剂煎煮时，忌用铜铁器和沸水。现代研究发现，有些中药汤剂可以降低气道黏膜的过度免疫应答，促进气道黏膜的损伤修复，使黏膜免疫达到平衡状态，起到类似中医"正气"卫外的防御作用，从而达到控制疾病进程、预防急性发作的目的，体现中医"治未病"理论的"已病防变"。

（二）药茶

药茶也称"茶剂"，指以原植物的叶、花、实、根等切制净选后直接泡用，或以单味或小复方中药材为原料配用茶叶，采用不同工艺制成粗末茶、块状茶、袋泡茶等茶剂，以沸水冲泡或加水稍煎后饮用的一种中药传统剂型。药茶由汉代始至今至少已有 2 000 年的历史，经过历代医药学家和养生家的应用、发挥和完善，药茶已经成为我国人民防病治病与养生保健的一大特色，目前广泛应用于防病健身、医疗、美容等方面。

（三）膏方

膏方，亦称膏滋，是在一味单方或大型复方汤剂的基础上，根据人的不同体质、不同临床表现而确立不同处方，经浓煎后掺入某些辅料而制成的一种稠厚状半流质或冻状剂型，是一种具有营养滋补和治疗预防等综合作用的中药内服制剂。膏方是中医学中具有鲜明特色的组成部分，是"治未病"的重要内涵。我国现存最早的医学方书《五十二病方》中记载的膏方有30余种。最早的药物学专著《神农本草经》有"药性有宜丸者，宜散者，宜水煮者，宜酒渍者，宜膏煎者"的记载。膏方因其滋补作用，也有人称其为滋补药，广泛地使用于内、外、妇、儿、伤、骨、五官等科疾患及大病后体虚者。

（四）药膳

药膳是在中医理论和烹饪、营养理论指导下，将食物与药物相配合而做成的美食，可起到保养正气、抵御外邪、提高机体抗病能力的作用。药膳起源可以追溯至上古时期，甲骨文与金文中就已经有了"药"字与"膳"字。因其形为食品，性是药品，广为大众所接受。药膳疗法的适用范围甚广，可用于临床各科疾病的辅助治疗，尤以慢性虚损性疾病见长，还可作为保健强身、延年益寿之用，并在"治未病"的不同阶段发挥着极其重要的作用。但是尽管药膳在保健、养生、康复中有很重要的地位，但药膳不能代替药物疗法；在运用药膳疗法时，还应注意食物之间、药物之间，以及食物与药物之间的配伍禁忌。

（五）药酒

药酒是将药物按比例用白酒或黄酒浸泡，去渣取液供内服或外用。酒素有"百药之长"之称，酒性温，味辛而苦甘，有活血通络、易于发散和助长药效的特性，故常于祛风通络和补益方剂中使用，具有温通血脉、宣散药力、温暖肠胃、祛散风寒、振奋阳气、活血通络、消肿止痛、消除疲劳等作用，被广泛用于内、外、妇科疾病的治疗，以及养生保健、美容润肤、病后调养、益寿延年等，常见有风湿药酒、参茸药酒、五加皮酒等。

二、外治法

（一）针刺

针刺是指在中医理论的指导下把针具（通常指毫针）按照一定的角度刺入患者体内，运用捻转与提插等针刺手法对人体特定部位进行刺激，从而达到治疗疾病的目的。刺入点称为人体俞穴，简称穴位。针刺疗法主要包括毫针疗法、三棱针疗法、皮肤针疗法、耳针疗法、头针疗法、水针疗法及电针疗法等。针刺能刺激人体的俞穴，通过经络的作用，起到调和阴阳、扶正祛邪、行气活血、疏通经络的作用。针刺的适应证非常广泛，内、外、妇、儿等各科都可应用，根据病症选用相应的穴位进行针刺，对于疼痛性病症、功能失调性病症及某些急性病症，可视为首选疗法。但对于严重的过敏性、感染性皮肤病者，患有出血性疾病的患者，月经期妇女，以及患者在过度饥饿、暴饮暴食、醉酒后、精神过度紧张时，均不宜行针刺治疗。

针刺疗法起源于我国原始社会，萌芽于新石器时代。古代最原始的针刺工具被称为"破石"。《伤寒论》中提出："太阳病，头痛至七日以上自愈者，以行其经尽故也。若欲作再经者，针足阳明，使经不传则愈"及"伤寒，腹满、谵语、寸口脉浮而紧，此肝乘脾也，名曰纵，刺期门"，均体现了"治未病"思想中的已病防变。

（二）灸法

灸法是用艾绒或其他药物放置在体表的穴位，或患处烧灼、温熨，借助灸火的温热之力和药物的作用，透入肌肤，通过经络的传导，起到温通气血、扶正祛邪作用，达到治病或保健目的的一种治疗方法。灸法广泛应用于内、外、妇、儿各科，特别是肩周炎、腰肌劳损、腰腿疼痛、骨质增生、腰椎间盘突出、胃脘疼痛、咳喘、面瘫、痛经等疾病，但对于中医范畴内的实热证或阴虚发热病证，如高热神昏、高血压危象、肺结核晚期、大量咯血、严重贫血、急性传染性疾病，以及患有器质性心脏病伴有心功能不全、精神分裂症的患者不宜进行灸疗。

（三）推拿

推拿又称按摩，直接以医师的双手为工具，在患者体表施以特定的手法，借以调和阴阳、行气活血、疏通经络，达到防病治病的目的。推拿疗法具有易学易用、经济简便、见效迅速、副作用小等特点。推拿的应用很广，在骨伤、内、妇、儿、五官等各科及保健美容等方面均可适用，如因风湿而引起的肩、背、腰、膝等部的肌肉疼痛、肌肉萎缩、关节炎、偏头痛、三叉神经痛、肋间神经痛、坐骨神经痛、腰背神经痛、颜面神经麻痹等症，其他如神经性呕吐、消化不良症、习惯性便秘、胃下垂、慢性胃炎、失眠、遗精，以及妇女痛经与神经症等，都可考虑使用或配合使用推拿。各种急性传染病、各种恶性肿瘤的局部、诊断不明确的急性脊柱损伤、出血性疾病、严重的心脑血管疾病等不宜推拿。

（四）拔罐

拔罐是借助热力或其他方法排除罐内空气，从而产生负压，使罐具吸着于皮肤，造成瘀血现象，达到治病防病目的的一种治疗方法。古人多以牛、羊的角作为拔罐工具，因此拔罐又被称为"角法"。与常用的中医疗法相比，拔罐有其独特的优势，即治疗部位深、见效快、面积大。正是由于拔罐疗法的面积大，所以在取穴的精准性方面相对于针灸等治疗就易于掌握。拔罐疗法的应用范围十分广泛，在临床上早已从早期的用来治疗疮疡发展到用来治疗包括内、外、妇、儿、皮肤、五官等各科100多种疾病。拔罐的镇痛效果尤为显著，无论是内科的头痛、腹痛、胆绞痛、风湿痛，还是外科的急性腰扭伤、慢性软组织损伤，都可以用拔罐疗法取得较好的疗效。但对于有自发性出血倾向或损伤后出血不止的患者，皮肤严重过敏或皮肤患有疥疮等传染性疾病者，重度心脏病、心力衰竭、呼吸衰竭及严重水肿的患者，处在肺结核活动期、妇女经期的患者，均不宜使用拔罐疗法；恶性皮肤肿瘤患者或局部破损溃烂、外伤骨折、静脉曲张、体表大血管处、皮肤丧失弹性者，局部皮肤也不宜拔罐。

（五）刮痧

刮痧是以中医基础理论为指导，通过特制的刮痧器具和相应的手法，蘸取一定的介质，在体表进行反复刮动、摩擦，使皮肤局部出现红色粟粒状痧点，或暗红色出血点等"出痧"变化，从而达到活血透痧的作用。

第三章 科学生活方式——运动摄生

第一节 运动摄生原理

运用传统的体育运动方式进行锻炼，以活动筋骨、调节气息、静心宁神来畅达经络、疏通气血、和调脏腑，达到增强体质、益寿延年的目的，这种摄生方法称为运动摄生，又称为传统健身术。人之气血，贵在升降出入有常，运行不息，故善摄生者，必调和气血，而运行气血的一个重要途径就是多运动。中医运动摄生的内容极为丰富，种类甚广，方法极多，如气功、导引、五禽戏、八段锦、太极拳、按摩、散步、慢跑、登山等。

一、运动摄生的作用机理

中医将精、气、神称为"三宝"，与人体生命息息相关。运动摄生则紧紧抓住了这三个环节，调意识以养神，以意领气；调呼吸以练气，以气行推动血运，周流全身；以气导形，通过形体、筋骨关节的运动，使周身经脉畅通，营养整个机体。如是，则形神兼备，百脉流畅，内外相和，脏腑协调，机体达到"阴平阳秘"的状态，从而增进机体健康，以保持旺盛的生命力。

现代科学研究证明，经常适度地进行体育锻炼，对机体有如下好处。

（1）可促进血液循环，改善大脑的营养状况，促进脑细胞的代谢，使大脑的功能得以充分发挥，从而有益于神经系统的健康，有助于保持旺盛的精力和稳定的情绪。

（2）使心肌发达，收缩有力，促进血液循环，增强心脏的活力及肺脏呼吸功能，改善末梢循环。

（3）增加膈肌和腹肌的力量，促进胃肠蠕动，防止食物在消化道中滞留，有利于消化吸收。

（4）可促进和改善体内脏器自身的血液循环，有利于脏器的生理功能。

（5）可提高机体的免疫机能及内分泌功能，从而使人体的生命力更加旺盛。

（6）增强肌肉关节的活力，使人动作灵活轻巧，反应敏捷、迅速。

正因如此，勤运动，常锻炼，已成为广大人民健身防病的重要措施。

二、运动摄生的原则

（一）强调动静结合

动静结合是运动摄生的基本原则。人在日常生活中，离不开动和静两种状态。摄生学十分重视形体与精神的整体调摄，提倡形神共养，认为动以养形，静以养神，动静结合才能"形与神俱，而尽终其天年"。从原则上讲，"动"是就运动形体而言，"静"是就精神内敛而言。实际上无论完成哪一项动作，都是动与静的有机结合，有的是外动内静，有的是外静内动，只不过是从形式上看以哪种方式为主的问题。

"动以养形"是指运动可促使人体气血充盛、百脉畅达、精气流通，能够增强人体生理的气化作用，以及气机的升降出入，提高人体抗病能力，使得机体强健而却病延年。

（二）掌握运动摄生的要领

传统运动摄生的练功要领就是意守、调息、动形的统一。这三个方面中，最关键的是意守，只有精神专注，方可宁神静息，呼吸均匀，导气血运行。三者的关系是以意领气，以气动形。这样在锻炼过程中，内练精神、脏腑、气血，外练经脉、筋骨、四肢，使内外和谐，气血周流，整个机体可得到全面锻炼。

（三）提倡持之以恒

人贵有志，学贵有恒，做任何事情，要想取得成效，没有恒心是不行的。古人云"冰冻三尺，非一日之寒"，说的就是这个道理。这就说明，锻炼身体非一朝一夕之事，要经常而不间断，三天打鱼两天晒网是不会达到锻炼目的的。运动摄生不仅是身体的锻炼，也是意志和毅力的锻炼。如果因为工作忙，难以按原计划时间坚持，每天挤出10分钟或8分钟进行短时间的锻炼也是可以的。若因病或因其他原因不能到野外或操场锻炼，在院内、室内、楼道内做原地跑、原地跳、广播操、太极拳也是可以的。无论如何不能高兴时练得累死累活，兴头过去就多日不练，这样是达不到锻炼效果的。

（四）运动适度，不宜过量

若运动后食欲减退，头昏头痛，自觉劳累汗多，精神倦怠，说明运动量过大，超过了机体耐受的限度，会使身体因过劳而受损。孙思邈在《千金要方》中就告诫人们："养性之道，常欲小劳，但莫大疲及强所不能堪耳。"那么，运动量怎样才算合适呢？一般来说，以每次锻炼后感觉不到过度疲劳为适宜，也有人以心率及脉率作为运动量的指标，若运动量大，心率及脉率就快。正常成年人以心率增加至每分钟140次为宜，老年人以增加至每分钟120次为宜。

（五）舒适自然，循序渐进

为健康而进行的锻炼，应当是轻松愉快的、容易做到的，充满乐趣和多姿多彩的，这样人们才愿意坚持锻炼，即"运动应当在顺乎自然和圆形平面（指一种平缓而非陡然的过程）的方式下进行。"这是美国运动生理学家莫尔豪斯的结论。在健身方面，疲劳和痛苦都是不必要的，要轻轻松松地渐次增加活动量，"不能一口吃个胖子"。正确的锻炼方法是运动量由小到大，动作由简单到复杂。比如跑步，刚开始练跑时要跑得慢些、距离短些，经过一段时间的锻炼，再逐渐提高速度，增加距离。

（六）运动时间，因时制宜

一般来说，早晨运动较好，因为早晨的空气较新鲜，而室内的氧气经过人一夜的睡眠后，大部分被人体吸收了，二氧化碳的浓度相对较高，到室外空气清新的地方进行锻炼，即可把积聚在身体内的二氧化碳排出来，吸进更多的氧气，使身体的新陈代谢增强，为一天的工作打好基础。此外，午睡前后或晚上睡觉前也可进行运动，以消除一天的紧张，使人轻松地进入梦乡，但运动不要太激烈，以免引起神经系统的兴奋，影响睡眠。总之，许多健身运动随时都可以做，都是有益的。但稍微剧烈的运动，不要在吃饭前后进行，因为在饭前人处于饥饿状态，血液中葡萄糖含量低，易发生低血糖症；饭后剧烈运动，大部分血液流到肌肉里去，胃肠的血液相对减少，不仅影响消化，还可引起胃下垂、慢性胃肠炎等疾病。

（七）运动项目，因人制宜

对于老年人来说，由于肌肉力量减退，神经系统反应较慢，协调能力差，宜选择动作缓慢柔和、肌肉协调放松、全身能得到活动的运动，像步行、太极拳、慢跑等。年轻力壮者可选择运动量大的锻炼项目，如长跑、打篮球、踢足球等。此外，每个人工作性质不同，所选择的运动项目亦应有差别，例如：售货员、理发员、厨师要长时间站立，易发生下肢静脉曲张，在运动时不要多跑多跳，应仰卧抬腿；经常伏案工作者，要选择一些扩胸、伸腰、仰头的运动项目，又由于用眼较多，还应进行望远活动。总之，运动项目的选择，既要符合自己的兴趣爱好，又要适合身体条件，对脑力劳动者来说，宜少参加一些使精神紧张的活动，而体力劳动者则应多锻炼那些在职业劳动中很少活动的部位。

三、运动摄生的优点

（一）简单方便，易于掌握

现代科学认为，一个方法越简单、越实用，就越能体现出它的使用价值。中医运动摄生学的方法很多，如静坐、吐纳、导引等，简单易学，甚至有些就是一些基本技能和日常运动形式。只要能按照要求或顺其自然、脚踏实地地去做，都能很快掌握，并能获得良好的治疗效果。

（二）经济适用，灵活多样

运动摄生的方法多种多样，可以贯穿于日常生活的方方面面，如行、站、立、坐、卧均有不同的运动方法，可以灵活地掌握并运用，这是运动摄生的灵活性。灵活性是前提基础，实用性是关键。运动摄生不受时间、地点限制，经济负担小，既实用又有效。

（三）寓练于乐，娱乐身心

各种运动摄生的方法都离不开运动的形式，在运动当中保持乐观的心态，是中医运动摄生的重要环节。无论是运动还是娱乐，都是摄生防病的必要条件，在娱乐中尽享运动带来的健康，在运动中体验愉快的人生。

（四）防病强身，治病祛疾

中医学认为"无病先防，既病防变"是强身健体之本。中医运动摄生充分体现了这一预防观。平时注意锻炼身体，能使人之气血充盛、经络畅通、脏腑功能增强，从而起到摄生防病的作用。一旦患病，应以积极的态度，通过运动来调动机体的功能，防止疾病的进一步发展及传变，这便是中医运动观的中心内容。

第二节 运动摄生与体质

体质影响着人对自然、社会环境的适应能力和对疾病的抵抗能力，以及发病过程中对某些致病因素的易感性和病理过程中疾病发展的倾向性等，进而还影响着某些疾病的症候类型和个体对治疗措施的反应性，从而使人体的生、老、病、死等生命过程带有明显的个体特异性。因此，只有根据个体体质的不同，选择最适合自己的科学运动方式，才能达到强身健体、延缓衰老的目的。

同一运动项目，同样的运动量，在不同的人身上往往可出现截然相反的结果。例如，同样是跑 1 500 米，跑的速度也完全一样，健康的中青年人往往不觉得很疲劳，跑后稍事休息即可恢复体力，无疑对健康也是有益的，但对老年人来说，这样的跑步法将会大大加重其心肺的负担，于健康不利，有时甚至还可危及生命。因此，不同年龄、性别的人，采用运动摄生的方法及运动量应有区别。一般来说，年轻男性可选择一些运动较剧烈、运动量较大的方法来锻炼，而中老年人及女性则宜选用一些运动较和缓、沉稳且运动量较小的方法。也就是说，运动摄生要因人而异。

一、中年人

一般认为，35 ～ 60 岁是人的中年期。中年人一方面生理功能处在成熟、平衡、稳定和较为健全的时期，另一方面又进入了某种生理的衰退时期。这种衰退的速度和程度，与是否坚持适当的运动锻炼有着密切的关系，适宜的运动锻炼有助于增进中年人的健康，延缓身体的衰老。

适合中年人身体特点的运动摄生项目有健身操、太极拳、五禽戏、慢跑、散步、登山、游泳等。健身操是一种极为简便易行的锻炼方法，特点是能活动全身，使身体得到均衡的锻炼与发展，而且动作可简可繁，可快可慢，运动范围可大可小，运动量容易调整。太极拳、五禽戏是在我国传统摄生理论指导下发展起来的，其特点在于注重调心养神，动中求静，形神合一。这类运动多是用意不用力，用力不过力，因而不会因运动量过度而伤害身体。慢跑主要是锻炼耐力，根据个人的具体情况，速度可稍快，也可稍慢，跑的距离也可长可短。对于初锻炼的人来说，可采取跑走交替的方法。跑步时应用脚的前半部着地，并尽量用鼻吸气，这样会使肌肉放松，跑得轻快。对大多数中年人来说，不宜参加马拉松及越野赛等活动。散步适用于刚刚开始运动锻炼的中年人，其运动量可根据要求随意控制，一般散步的速度以每分钟 80～100 步为宜。登山览胜，既能锻炼体力，又可怡养心神，可根据身体及自然条件安排登山活动，有条件者最好每周 1 次，也可按春夏秋冬四季每季 1 次，总之量力而行，适可而止为要，切忌逞强好胜，以免过度疲劳，对身体造成损害。游泳是锻炼心肺功能很好的方式，同时还可以活动筋骨、肌肉，凡是会游泳者，应坚持参加游泳锻炼。不过应事先进行体格检查，身体合格者方可参加，而且最好能结伴而行，以便相互照顾。其他如骑车、划船、球类等运动，都可根据个人的专长选择。

中年人参加运动应选择合适的运动量，合适的运动量主要是根据运动时心率的变化及自我感觉来控制的。心率未达到适宜心率，表明运动量尚不足，可以适当增加；超过适宜心率，表明运动量偏大，应适当减少。如前所述，运动后自我感觉精神振作，饮食、睡眠正常者，表示运动量适中。若运动后自我感觉疲乏、食欲减退、睡眠不好者，提示运动量过大，应进行适当的调整。

中年人运动尚应注意以下三点。

1. 要克服劳动即能代替摄生运动的错误思想

中年人从事体力劳动的机会较多，特别是体力劳动者，但劳动并不能代替摄生运动。劳动带有专业性，使某些系统或器官活动较多，而使其他一些系统或器官的功能削弱，甚至受到抑制。摄生运动则往往是全面的运动，它使人体各个系统及内脏得到适当的活动，因而对人体来说是全面的锻炼。

2. 要克服自恃一向身体健康的心态

虽然身体一向健壮，但若不注意运动锻炼，则之前强壮的身体会逐渐变得屠弱。平素体质较弱，只要树立信心，坚持运动锻炼，天长日久，不难得到一个强壮的体魄。

3. 其他注意事项

脑力劳动者应少参加一些使精神紧张的运动，而体力劳动者则应多运动那些在职业劳动中很少活动的部分。有高血压者，以少运动上肢、多运动下肢为宜，在运动中也忌垂头过肩。

二、老年人

一般认为，60岁以上为人的老年期。老年人处于身体脏腑组织功能衰退的时期。在老年期人体可能出现以下变化：心排血量减少、血流缓慢、呼吸功能减弱、肺活量降低、骨骼变脆、肌肉逐步萎缩、韧带松弛变长、反应迟钝、行动不灵活等。在老年期，脏腑组织衰退的速度与程度同样与是否坚持适当的运动锻炼有着密切的关系。坚持适当的运动锻炼，有助于提高心肺的功能，改善体内物质代谢，从而延缓人体老化的速度。

适合老年人的运动项目主要有太极拳、八段锦、气功、慢跑、散步、健身球等。老年人打太极拳，除注意要动作柔和连贯、体态松静自然、形意相随外，还应特别注意根据自己的身体状况选择合适的架势。体质较强的人可选择较低的架势，每次可做完整套动作；体质较弱的人则宜取稍高的架势，可以根据体力状况只做部分或全部的动作。八段锦是我国传统的运动锻炼项目之一，其特点是动作舒展，运动量不大，因而尤其适合老年人。慢跑是一种简单易行、比较适合老年人锻炼的运动，但采用这种运动方法前最好能进行一次体格检查，如能在医生指导下锻炼则更为有利。跑前一定要做好准备活动，跑完要做整理运动。每天坚持散步对老年人尤为适宜，一般每次散步不应少于20分钟，这对预防或改善老年人的心肌缺血状况有很大帮助。健身球运动是我国特有的一种运动摄生方法，能够通调经络，行气活血，从而延缓脑组织的老化进程。

老年人参加运动更应注意选择适宜的运动量，一般可根据个人的身体状况，选择中等或较小的运动量，不宜选择较大的运动量。做较大运动量的运动时，老年人心率一般为 125 ± 35 次/分，做中等运动量的运动时心率为

110～120 次 / 分，做较小运动量的运动时心率为 90～100 次 / 分。一般刚开始运动锻炼的老年人应从较小的运动量开始，可以每天坚持散步 20 分钟，以后逐渐提高步行速度。开始参加运动锻炼的老年人切记不可竭尽全力地运动，要留有余地，一般只应使用全力的 50%～60%，以免骤然消耗体力而发生意外。

老年人运动尚应注意以下几点。

老年人可以根据个人的身体条件及爱好，从上述运动方法中选择一两项进行锻炼，没有必要采用很多种运动方法，关键在于持之以恒。

在疾病治疗期间，未经医生许可，不能参加运动锻炼。以往很少参加运动锻炼的人到了老年期，如果想参加一些自己未参加过的运动锻炼，应在医生指导下进行。

在运动锻炼中，老年人如果出现胸痛、气喘、心慌、头痛、头晕等情况，应立即停止锻炼，必要时请医生诊治。

70 岁以后的老年人即使身体没有什么异常，也不能参加过分激烈的运动，长时间的跑步也不宜参加。

三、女性

运动摄生对女性同样也是适宜的，坚持运动锻炼的女性不仅体格健壮，而且很少患病。美国哈佛大学公共卫生学院和人口与发展研究中心对 5 000 多名以前是运动员的女大学生进行的多年调查研究表明，从青年期就开始锻炼，并持之以恒，可以大大降低患乳腺癌和生殖器癌的危险。不过女性不仅相貌、体型与男子有别，而且还有月经、妊娠、分娩、哺乳等一系列的特殊生理变化，因此女性参加摄生运动应考虑到这些生理特点。

适合女性的运动摄生项目往往随其不同年龄，以及月经、妊娠、分娩等不同生理变化而有所不同。这里着重介绍女性在特定的不同生理变化时适用的运动摄生项目。女性月经期，如果身体健康，月经正常，又无特殊反应，可适当参加健身操、太极拳、羽毛球、乒乓球等运动，以改善身体的血液循环，包括盆腔的血液循环，有利于经血的排出。若月经过多或月经来潮时反应剧烈，则宜暂停运动。女性妊娠期的前三个月受精卵与子宫结合不紧，容易流产，所以只能参加一些运动量较小的项目，如散步等。有习惯性流产者，在此期间不宜参加运动。在妊娠期的 4～6 个月，可根据体力参加散步、妊娠期健身操等运动。妊娠 7 个月至分娩，此期胎儿增大显著，女性体重增加，身体重心前移，难以维持平衡，心肺负担加重，因此在此期多采用妊娠期健身操中的卧位动作，以避免疲劳。尤其在临产前一个月，女性应适当减少运动量。产褥期若无发热、出血，也没有心、肺、肝、肾等内脏疾病及代谢功能失调等疾病，一般顺产在产后约 16 小时即可开始做产后健身操，以促进体力和功能的恢复。女性在月经期、妊娠期及产褥期，对摄生运动的运动量的掌握，总体以动作注意轻缓柔和、不感到疲劳为度。

女性参加运动尚应注意以下几点。

月经期女性运动量宜适当，禁止游泳，以免过度消耗体力，降低机体抵抗力，而发生其他疾病。

妊娠期女性参加运动，应注意适当限制运动量，应加强监护，要防止运动量过大而引起流产或早产。

产褥期女性参加摄生运动，应注意身体康复情况，量力而行。一般可从简单的、运动量较小的运动开始，逐步加大运动量。

第三节 运动摄生流派

中国的摄生思想是根植于中国的传统文化，并伴随着我国传统文化的发展而逐步形成的。在传统摄生文化发展的千年历史中，其逐渐融合了自然科学、人文科学和社会科学等诸多因素，最终形成了中华民族数千年的摄生文化。传统的运动摄生法，形式多样，种类甚繁，有一招一式的锻炼方法，也有众人组合的并带有竞技性质的锻炼方法，有形成民间民俗的健身方法，也有自成套路的健身方法。不论是哪一种运动形式，都因有摄生健身的作用而为人们所喜爱，故能流传至今，经久不衰。

一、医家摄生派

医家摄生派是指以中医药理论为指导，运用药物、饮食等为主要摄生手段的摄生流派。这是一个庞大的体系，因主要手段不同，又有许多分支：以饮食调养为主者，称为食养摄生派；以药物调养为主者，称为药物摄生派。

医家摄生派以防治疾病、保健强体为目的。在我国现存最早的医学经典著作《黄帝内经》中记载了五种医疗方法，即砭石、毒药、灸焫、九针、导引按跷等。导引按跷即古代摄生方法。现代流行的绝大部分健身摄生方法，如放松功、内养功、强壮功、五禽戏、保健功等，都是以医疗保健为目的，不论其来源，都可以算作医家摄生方法。

二、儒家摄生派

儒家摄生观，是一种"以心为主"的摄生体系，其力图通过"寿""健"而达到"道"的目的，其强调的是心性的道德主体作用，是以人为形，气与心一体的三相之有机体。在中国医学摄生史上，儒家文化曾极大地促进和丰富了中医摄生文化。

三、道家摄生派

道家摄生以抱一守中、修炼成丹，达到性命双修、返璞归真为目的。道家修炼摄生始于老子和庄子，主张"道法自然""虚静无为"，道家常用的导引、吐纳、抱一、炼丹、胎息等摄生方法都是"修道和养寿"的。具有代表性的道家健身功法，如华佗的"五禽戏"、马王堆出土的"导引图"胎息经、八段锦、太极拳等。道家摄生观具有形神兼顾、虚静养神、顺应自然、修身养性、性命双修等摄生特点，它们在2 000多年漫长的中国传统摄生学历史进程中，不仅形成了自己独特的理论体系，而且也积累了一整套实用的实践方法。其中，天人合一、回归自然的生态智慧，以及有返璞归真、反对异化的价值取向的摄生文化对现代社会有着深刻的启示。道家摄生观的方法原则主要有顺应自然、坚持守中、形神兼顾、内外齐养和动静结合。顺应自然是指摄生要遵循自然规律，坚持守中是指摄生活动要适度，形神兼顾是指身体和心理的协调发展，内外齐养是指摄生时身心并重，动静结合是指身体的运动和休息结合。这些摄生的方法原则基本体现了现代体育保健的基本要求。

道家摄生理论虽然有其深刻、理性、平等、自由等值得肯定的一面，但由于历史、科学发展等条件的限制，在许多方面仍存在片面、理性不彻底、平等意识不完备、自由观念不现实等局限性和理论缺陷。

道家摄生观对现代社会的影响和启示是多方面的，对现代摄生保健、体育观念、体育教学、大众体育健身、中医学的形成与发展及构建现代和谐社会等多个领域来说，有着重要的启示和借鉴价值。同时，道家摄生通过情志调节、动静结合等特殊方式促进人体健康，特别适合于现代及未来社会中人们有效消除工业社会给人类健康带来的负面影响，对现代社会持续、健康发展是一种有效保证。因此，道家摄生观及方法是人类共同拥有的一笔宝贵的文化财富。但是由于道家摄生思想的历史局限性，道家摄生思想的现代应用只能是选择性的。

四、武术摄生派

人们从事武术练习，一般来说是把健身、技击实用等作为主要目的。中国武术是一种身体运动形式，属于人体科学的一部分，而中国的人体科学是建立在传统医学——中医学的基础之上的。健身武术的锻炼能够放松机体、平衡呼吸、安静大脑，并且直接作用于中枢神经及自主神经系统，维持体内环境的稳定。健身武术是通过肢体的运动和冥想来刺激经络，并且配合正确的呼吸吐纳，同时还要遵循中医学理论来指导锻炼，是在全方位的相互配合下完成的摄生方法。因此，学习武术，首先是强身增力，故无论是何种功法，何种流派，都着眼于健身。尤其是当代武术的发展，均以健身强身为目的，如徒手的诸种拳、掌、脚，使用器械的剑、棍、刀、枪、鞭、钩等，各有特色，各有所专。其主要的中医摄生作用表现在以下三个方面。

（一）锻炼脏腑

健身武术锻炼可以明显改善脏腑机能，它是通过调心的心理活动、调息的呼吸吐纳、调身的导引运动来协调脏腑功能的。例如："六字诀"中的"嘘、呵、呼、呬、吹、嘻"六种发音分别对应肝、心、脾、肺、肾和三焦；八段锦中的调理脾胃需要单举，是通过一上一下地牵拉腹腔来调理脾胃和脏腑的；易筋经在运动过程中对"筋"的锻炼效果，可以通过经络"传递"到脏腑，起到锻炼、协调脏腑的作用；五禽配五脏，其中任何一戏的演练，主治一脏的疾患，又兼顾其他各脏；等等。正确地习练健身武术能够增强脏腑的功能，促进心主血脉、肺主气的功能，增强肝主疏泄的功能，提高脾胃运化、大小肠的功能，并且还能促进肝主筋、肾主骨的功能。

（二）疏通经络

健身武术与经络有着密不可分的关联。经络是气血运行的通道，经络分布在人体的体内、体表，错综联络，并且使内脏、四肢、五官、皮毛、筋肉、血脉等相互联系。经络不通则痛，脏腑组织器官得不到气血的滋养和温煦，会导致各种病症。健身武术的锻炼对经脉气血的运行，起到重要的生理作用。进行健身武术锻炼时，有以下三个方法来疏通经络：一是以意引气和导引行气的方法来疏通经络，使气血畅通、精气充实；二是将注意力集中于某些俞穴进行锻炼，来调整特定经络气血的功能；三是通过意守和拍打等方法刺激特定的穴位，使达到疏通经络的目的。通过上述内容可以看出，健身武术的锻炼可促进经络疏通，减轻或消除各种病症。

（三）修养精、气、神

人身有三宝，即精、气、神，它们构成了人体生命活动的主要物质。精、气、神三位一体，三者相互关联、互相促进。健身武术的锻炼对精、气、神三者的相互滋生与转化有着明显的促进作用。健身武术锻炼能够促进体内精、气、神三者不断地充盈，逐渐获得精充、气足、神旺的功效。精气充足则脏腑组织器官功能健全，神旺则大脑和免疫功能健旺。健身武术是"内练一口气，外练筋骨皮"，"内练一口气"就是指精、气、神。健身武术的各功法中，"内练一口气"的方法各不相同，但基本上都是通过疏通经脉、炼气以养、涵养精神逐步实现的，其方法大多是通过对某些穴位、经络进行意守、存想，以及通过特定的呼吸方法得以锻炼和调节的。

五、民间摄生派

所谓民间摄生是指历代在民间流传的师徒相承的各种摄生方法。这类健身法大多方法简便，器械简单，且活动饶有趣味性。例如：运动量较小、轻松和缓的散步、郊游、荡秋千、放风筝、保健球；运动量适中的跳绳、登高、跑马、射箭、举石锁；等等。这些方法，多在娱乐中包含运动摄生的内容，亦无须人更多地指导、训练，且简便易行，形式多样，是民间喜闻乐见的健身方式。

我国是多民族的国家，各个民族都有自己的风俗传统。其中，以运动健身为目的的群众性活动，也是具有民族特色的健身方法。例如，拔河、龙舟竞渡、摔跤、赛马、跷板、走高跷、舞龙灯、跑旱船及各种各样的舞蹈等，即属此类。这种运动的特点是人数众多，具有竞技性质，由于各民族的风俗习惯不同，各有特定的季节、时间来开展这种群众性、普及性的活动。

第四节 传统摄生功法

一、放松功

放松功是通过有步骤、有节奏地注意身体各部位，结合默念"松"字的方法，逐步地松弛机体，把全身调整得自然、轻松、舒适，以解除思想和身体上一些消极的紧张状态，使紧张与松弛趋于平衡；同时，可使注意力逐渐集中，杂念排除，心神安宁，有活跃气血、协调脏腑、疏通经络的作用，是能增强体质、防治疾病的一个静功功种。练功时一般可感觉身体像丝绵般松开，手脚温热，暖气四达。

二、保健功

保健功是根据传统导引整理改编而成的。该功法是以自我按摩为主，辅以呼吸和意念活动的健身功法。其动作缓和柔韧，男女老少皆宜，既可以防治疾病，又有保健作用。唐代的慧琳说："凡人自摩自捏，伸缩手足，除劳去烦，名为导引。"保健功就是这种"自摩自捏"的导引摄生法，其作用如明代摄生家高濂所说："导引按摩之术，可以行气血、利关节辟邪外干，使恶气不得入吾身中耳。传曰'户枢不蠹，流水不腐'，人之形体亦犹如是，故延年却病，以按摩导引为先。"

三、八段锦

八段锦，又名"长生安乐法"，是古代导引术的重要分支，据文献记载已有800多年的历史。它是由八种基本动作组成的一套练功方法，故称为"八段"，之所以称其为"锦"，是指该功法柔和优美，有如展示给人们一幅绚丽多彩的锦缎一般，另外也有言其功法珍贵之意。

八段锦不仅是一种形体活动，而且还与呼吸运动紧密结合。通过活动肢体，舒展筋骨，疏通经络。若其与呼吸相合，则可行气活血、周流营卫、斡旋气机。经常练习八段锦可起到保健、防病治病的作用。正如《老老恒言》所云："导引之法甚多，如八段锦……之类，不过宣畅气血、展舒筋骸，有益无损。"

四、易筋经

易筋经是我国古代的一种运动健身方法，一直在民间广为流传，迄今仍为人民群众所喜爱。易筋经原是仿效古代劳动人民舂米、载运、进仓、收囤和珍惜谷物等多种姿势演化而成。例如，古本十二式易筋经中的捣杵动作，就是来自原始木杵舂米的动作，在几种古本易筋经资料中均可见到杵的圆棒形。易筋经的"易"是改变的意思，"筋"指筋膜和肌肉，"经"作常法解，就是说易筋经是一种可将萎弱的筋膜肌肉变得强壮结实的运动摄生方法。目前，通行的易筋经有十式、十二式两种，锻炼者可视具体情况选练。

易筋经同样是一种意念、呼吸、动作紧密结合的功法，尤其重视意念的锻炼，活动中要求排除杂念，通过意识的专注，力求达到"动随意行，意随气行"，以用意念调节肌肉、筋骨的紧张力（指形体不动，而肌肉紧张的"暗使劲"）。其独特的"伸筋拔骨"运动形式，可使肌肉、筋骨在动势柔、缓、轻、慢的活动中，得到有意识的抻、拉、收、伸，长期练功，会使肌肉、韧带富有弹性，收缩和舒张能力增强，从而使其营养得到改善，同时使全身经络、气血通畅，五脏六腑调和，精力充沛，生命力旺盛。当然，必须长期锻炼才能得到内则五脏敷华，外则肌肤润泽，容颜光彩，耳聪目明，老当益壮的功效。

五、五禽戏

五禽戏又称"五禽操""五禽气功""百步汗戏"，相传是由东汉名医华佗模仿熊、虎、猿、鹿、鸟五种动物的动作和神态创编的一套防病、治病、延年益寿的锻炼方法。《后汉书·方术传》载，华佗云："吾有一术，名五禽之戏，一曰虎，二曰鹿，三曰熊，四曰猿，五曰鸟，亦以除疾，兼利蹄足，以当导引。"随着时间的推移，此法辗转传授，逐渐发展，形成了各种流派的五禽戏，流传至今。

华佗一生救人无数，而且用的都是十分简单而又有效的方法。虽然他被曹操杀害的时候只有 64 岁，但是他的学生吴普、樊阿都活到了 90 岁以上，而且耳聪目明，齿发坚固，相传就是得益于华佗传授给他们的"五禽戏"。

五禽戏属古代导引术之一，它要求意守、调息和动形协调配合。意守可以使精神宁静，神静则可以培育真气；调息可以行气，通调经脉；动形可以强筋骨、利关节。由于是模仿五种禽兽的动作，意守的部位有所不同，动作不同，所起的作用也有所区别。祖国医学认为，经常以五禽戏锻炼身体，可以涵养精神，调节气血，益润脏腑，畅达经络，舒筋活络，通利关节，从而促进全身气血流畅，达到强身健体、消除疾病、延年益寿的目的。

现代医学研究也证明，作为一种医疗体操，五禽戏不仅使人体的肌肉和关节得以舒展，而且有益于提高心肺功能，改善心肌供氧量，提高心肌排血力，促进组织器官的正常发育。

六、六字诀

六字诀，又称六字气诀，是一种以呼吸吐纳为主要手段的健身气功方法。其特点是在呼吸吐纳的同时，配合嘘、呵、呼、呬、吹、嘻六种独特的吐音方法，并辅以简洁的动作导引，来调整人体的肝、心、脾、肺、肾、三焦等脏腑及全身的气机，起到内调脏腑、外壮筋骨、强身健体、摄生康复的作用，可用于治疗脏腑功能失调的病症。

七、太极拳

太极拳是我国传统的健身拳术之一。由于其动作舒展轻柔，动中有静，灵活连贯，形气和随，外可活动筋骨，内可疏通气血，协调脏腑，故不仅用于技击、防身，而且更广泛地用于健身防病，深为广大群众所喜爱，是一种行之有效的传统摄生法。

太极拳以"太极"为名，系取《易·系辞》中"易有太极，是生两仪"之说，"太极"指万物的原始"浑元之气"。其动而生阳，静而生阴，阴阳二气互为其根，此消彼长，相互转化，不断运动则变化万千，因而太极图呈浑圆一体、阴阳合抱之象。太极拳正是以此为基础，形体动作以圆为本，一招一式均由各种圆弧动作组成，故观其形，连绵起伏，动静相随，圆活自然，变化无穷。在体内，则以意领气，运于周身，如环无端，周而复始。意领气，气动形，内外合一，形神兼备，浑然一体。足以看出，以"太极"哲理指导拳路，拳路的一招一式又构成了太极图形。拳形为"太极"，拳意亦在"太极"，以太极之动而生阳，静而生阴，激发人体自身的阴阳气血达到"阴平阳秘"的状态，使生命保持旺盛的活力，这就是太极拳命名的含义所在。

太极拳是一种意识、呼吸、动作密切结合的运动，"以意领气，以气运身"，用意念指挥身体的活动，用呼吸协调动作，集武术、气功、导引于一体，是"内外合一"的内功拳。

重意念，使神气内敛，练太极拳要精神专注，排除杂念，将神收敛于内，而不被他事分神。神内敛则"内无思想之患"，而精神得养、身心欢快；精神宁静、乐观，百脉通畅，机体自然健旺。

调气机，以养周身。太极拳以呼吸协同动作，气沉丹田，以激发内气营运于身。肺主气司呼吸，肾主纳气，为元气之根。张景岳云："上气海在膻中，下气海在丹田，而肺肾两脏所以为阴阳生息之根本。"肺、肾协同，则呼吸细、匀、长、缓。这种腹式呼吸不仅可增强和改善肺的通气功能，而且可益肾而固护元气。丹田气充，则鼓荡内气周流全身，脏腑、皮肉皆得其养。

第五节　其他运动摄生功法

除了八段锦、易筋经、太极拳等传统摄生功法，其实在日常生活中还有一些人们经常用到的、随处可见的摄生方法，下面就简单地对它们进行介绍。

一、舞蹈摄生功

舞蹈摄生功是一项有益于人体身心健康的活动，自古以来颇受中医的重视，并有"舞蹈以养血脉"之说。我国古代很早就懂得用舞蹈来健身治病。《吕氏春秋·古乐篇》说："远古地阴，凝而多寒，民气郁瘀而滞着，筋骨缩瑟而不达，故作舞以宣导之。"

（一）舞蹈摄生功的特点

1. 以松静自然、阴阳转换、升降沉浮、刚柔相济为基本要求

道家认为无极生太极，"人法地，地法天，天法道，道法自然"。自然者，天之道也。反言之，道之者，大自然之规律法则也，因而"自然"也正是舞蹈摄生功的最高追求。经过人们千百年反复实践和不断总结，逐步认识了人体的内在规律和人体运动过程中始终贯穿的阴阳变化之理，在一招一式动作之中，阴中含阳，阳中具阴，相辅而生，形成了"刚柔""开合"等动作。"一静无有不静，一动百骸皆随。"内外合一，充分表现出外部形态正是内在心意的外部体现。

2. 动作舒展大方、洒脱自如、线条流畅、连绵不断、优美动人

舞蹈摄生功集太极、瑜伽与舞蹈为一体，要求从松、柔、静入手。全身心意集中思想，以意识来指导动作，即心与意合，意与气合，气与力合。"意、气、形"具备，内脏器官、骨骼肌、各关节都要放松，不能紧张僵硬，才能进入忘我的状态，达到心无杂念，内外合一。该舞功从柔和舒缓的动作中展示出来，是柔中带刚动作在线性流动中的完美体现。正如在2008年北京奥运会开幕式上看到的：把舞台视为悬挂的纸张，把身体当成写字的毛笔，通过流动般的身体动作，呈现出一种写意化的表现，就像行云流水般的书法作品一样。同时，当"松、柔、静"练习到位后，舞者的内在身体素质也会发生变化。这种松沉内敛、静中有动、刚柔并进的自然状态比较符合中国传统艺术审美的要求。

3. 意气形合一，精气神兼养，天地人相应，与宇宙融为一体

舞蹈摄生功通过调身、调息、调心达到意气形合一。调身，即躯体姿势和动作的锻炼，促进人的神经系统和心血管系统功能的发挥。调息，即深长柔缓的呼吸运动，调节心、肺和全身各个系统的功能。调心也称调神，是核心的核心，即在摆好一定练功姿势、调整呼吸方式和意守放松的基础上，排除一切杂念，意念归一，使大脑进入"静"的状态。

（二）舞蹈摄生功的功能

1. 舒筋活血

祖国医学认为人体的十二条经脉大部分都与腰腹相通，纵向环绕于躯干中

轴线的督脉与任脉也是经腰腹的。腰部扭动，则全身经络动，这就增加了全身锻炼的效果。从人体生理构造上分析，胯部正好位于上肢与下肢的交汇点，具有承上启下的作用，它的变化无疑会带动髋关节，甚至整个脊椎都参与运动，使全身各部分都获得充分的锻炼，对于加强腰、腹和臀部肌肉锻炼，坚固骨盆韧带、髋关节柔韧性都有积极作用。俗话说"人老腿先老"，常跳舞对长期伏案工作或不善运动的人来说，可以起到改善脊椎功能、缓解姿势性腰痛和促进能量代谢的作用。

2. 调节心情

人们在长期工作和学习的时候，大脑会产生疲劳感，心理会产生压力感，随着轻松的音乐跳一段舞，就会使内心潜在的焦虑、抑郁、愤怒、悲哀等不良情绪充分释放，还有调节大脑皮质、中枢神经系统和自主神经的功能，在其紊乱、失调时起到平衡调节作用。失眠者中部分人常有情绪不稳定、多愁善感、紧张、抑郁等表现，通过舞蹈这种全身运动，可使失眠者感到轻度的疲劳，从而使情绪安定平和，有益身心。另外，有的舞蹈音乐节奏很快，要求动作连贯而流畅，因此长期坚持跳舞，还能增进大脑的灵敏性。

3. 陶冶情操

自古以来，中国的艺术旨在修身养性，陶冶情操，提倡"琴棋书画"样样精通。阮籍在《乐论》中曰："车服旌旗，宫室饮食，礼之具也，钟磬、鼙鼓、琴瑟，乐之器也。"可见舞蹈是一种高雅的艺术活动，是一种无声的语言。跳舞最显著的特征就是美，它以美的动作、美的造型、美的线条、美的旋律组成美的视觉形象，从而使人们得到美的享受，满足人们对美的追求。所以经常跳舞可以陶冶情操，提高文化素养，激发人们对生活的热爱。

舞蹈其实是一种生命形式的跃动，不仅能超越国家、种族、地域、语言、文字的限制，以形象的人体语言沟通人与人之间的情感，增加了解、增进友谊，而且在摄生保健方面更具有神奇的魔力。

二、瑜伽摄生术

瑜伽摄生术是按照瑜伽理论和方法认识世界、了解自我、驾驭自我的控制工具。瑜伽摄生术是尚医为本，修炼内化是真，以呼吸吐纳、肢体运动、心理调节、冥想意念为形，饮食调节为方，获得健康长寿的一整套的摄生方法。

瑜伽源于印度，是梵文词"yoga"的音译，在古代经典里的原意是"把马套在马车上"，含有和谐、统一、相应、结合的寓意。它有许多流派，如：王瑜伽（又称八支分法瑜伽），强调意念和调息，是冥想之道，也是制心之道；哈他瑜伽侧重体式和制气，利用瑜伽中的体位和呼吸法强化身体、增强气能；智瑜伽（又称吉纳瑜伽）注重哲学，是探讨真与非真、永恒与暂时、生命与物质等问题的哲学思辨体系，是启悟之道；业瑜伽（又称实践瑜伽）注重不求回报地为一切众生服务，是无私活动或工作的体系；巴克提瑜伽（又称奉爱瑜伽），通过情操的培养，得知真理的本质为爱，唯有内心充满爱，才能与真理融为一体；多罗式瑜伽，是把性能量向内和向上运行并加以回收的瑜伽体系。

（一）瑜伽摄生术的功能与作用

1. 塑造完美体型

通过瑜伽的体位法和持之以恒的练习，可以健美胸部，美化胸部曲线，预防乳房下垂，松软腰部，美化臀部，避免臀肌松软下垂，消除腹部、大腿和小腿脂肪。

2. 预防慢性病

人体的疲劳有外在身体疲劳和内在脏器疲劳两种。外在身体疲劳可通过双手的按摩而得到舒缓；内在脏器疲劳，可借助瑜伽呼吸法配合各种体位法姿势，按摩内脏器官，促进血液循环，伸展僵硬的肌肉，使关节灵活，还可使腺体分泌平衡，从而治疗慢性疾病。

3. 消除紧张和疲劳

长期工作和生活压力较大而处于精神紧张状态的人，容易感到疲劳，通过有意识地进行瑜伽呼吸，可以排除体内的毒气和虚火，消除紧张和疲劳。

4. 保持青春

瑜伽摄生术练习是通过对身体的拉、伸、曲、扭、挤、按等姿势，挤压身体的经络和腺体，调节身体内分泌腺，畅通经络气血，活化脏腑机能，促使细胞延缓衰老，保持面色红润。瑜伽还可调节心情，使人常常感到平和、喜悦。

5. 减肥

瑜伽减肥是从根本上改造人的体质。肥胖的原因主要是饮食过度、内分泌失调和意志薄弱。瑜伽的修炼，可以使人们在面对美食的诱惑时，有超强的控制力。

6. 训练注意力，提升智力

心浮气躁时，瑜伽通过疏理身体中堵塞的气流来调节紊乱的心绪，当心情平静下来的时候，注意力会变得更集中，洞察力会变得更敏锐，从而提升人的智力。

7. 减轻心理压力

消除忧郁、忧愁和疲劳，心灵需要不断净化，就像人呼吸新鲜空气一样。学习瑜伽，身体的调息到心灵的净化是一连串的良性反应。人的思想和情感是存在于体内的，瑜伽练习可以专注于练习强化部位，当身心完全放松时，体内会产生一种让人心情愉快的"内啡肽"，使人逐渐达到"身松心静""身心合一"的境界。

8. 调节神经系统

神经系统是人体的主导系统，也是重要的调节机构，它与内分泌系统和感觉器官共同完成人体各系统和器官机能的调节和控制，使机体成为一个完整的统一体，使机体主动适应不断改变的内外界环境，维持生命活动的正常进行。瑜伽的最佳益处就是改善神经系统功能，其大量的体位练习都是为了保持脊柱的健康，从而滋养神经系统。所有的倒立姿势及水平面的扭转脊柱动作都能保持神经系统的健康。

9. 排毒

瑜伽摄生术是人们主动采用身体练习、调动有机体潜力的方法，可以使人摆脱消极的情绪，瑜伽摄生术中的呼吸和体位练习会对内脏腺体产生积极的影响。瑜伽的调息练习对人静心减压有很好的功效，对呼吸系统的作用也是众所周知的。瑜伽所提倡的横膈式全肺呼吸可以刺激淋巴系统，从而有效排毒。

（二）瑜伽摄生术的内容

为了实现"对心的控制"，瑜伽之祖帕坦伽利提出了瑜伽修行所必需的八个阶段的修法，称为"八支行法"。

1. 持戒

持戒指必须遵守的戒律，包括不杀生、诚实、不盗、不淫、不贪等。

2. 精进

精进指应遵守的道德准则，包括以下五点。

清净：对身体和食物的清净，为"外净"；对内心污浊的清净，为"内净"。

知足：不求自己分外之物。

苦行：忍受饥、渴、寒、暑、坐、立等痛苦，遵守斋食、巡礼、苦行等誓戒。

读诵：学习、念诵经典。

敬神：敬信神明。

3. 体位

体位指保持身体平稳、轻松自如、精神放松。其中包括莲花坐、勇士坐、吉祥坐、狮子坐、孔雀坐等。

4. 调息

调息指调整和控制呼吸，调息时首先要注意呼吸的三种作用：向内吸气的作用、向外吐气的作用、不吐不吸常常将气储于胸腹之中的作用。此外，还要注意以下四件事。

"处"指气息吸入后，气息在胸腹之内所到达的范围，气息吐出以后，气息达到什么地方。

"时"指呼吸的时间。要求在呼气吐气过程中，一定要保持速度适中，间隔和节奏合宜。

"数"指呼吸的次数。要求出气入气一定要徐缓而轻长，切忌短促、粗急。

"专注一境"指调心的问题。在呼吸时，要将意念专注在某一点上，不能分散。

5. 摄心

摄心指抑制各种感觉感官，使感官的活动完全置于心的控制之下。

6. 凝神

凝神是使心专注于身体内的一处，如肚脐、鼻尖、舌端等；也可以专注于外界的一种对象，如月亮等。

7. 入定

入定亦称静虑，是使专注一处的心与所专注的对象相统一，使主客观相融合。

8. 三摩地

三摩地就是真正达到了心与其专注的对象冥合为一。三摩地又分为两种，即"有想三摩地"和"无想三摩地"。前者指达到三摩地后，仍然带有一定思虑情感的状态。后者指心的一切变化和作用都已经断灭，完全达到与专注对象合一的状态，即瑜伽的最高境界。

现代人们在以快节奏为主的生活、学习和工作中，身心都承受着较大的压力，因疲惫、焦虑、忧郁而引发各种疾病的人也越来越多。瑜伽作为印度的健身术，在身心修习的过程中能更好地保健身体，提升人们的精神状态，达到健身摄生的目的。所以，人们可遵守大自然的法则，遵循人类生命的规律，去选择一片洁净、优雅的环境，去聆听空灵、柔美的音乐，进行日常的瑜伽呼吸法和冥想术的修习，以控制感官、训练思维、平静心灵，达到认知自我、增进智慧、增强体质、预防疾病的目的，从而保摄生命、延年益寿。

三、健身操

健身操的发展有悠久的历史，早在远古时代，人类社会刚形成的时候，各地水道淤塞，导致江河泛滥，洪水横流，自然界的气候"阴凝而气闷"，人们的生活环境恶劣。人体脏腑的生理机能受到抑制，肢体运动也深受影响，产生许多疾病。为了祛邪防病和恢复健康，祖先"乃制为之舞"，创造了一种称为"舞"的健身运动，以通利肢节，导除病邪。可以说，凡是人们有意识地通过肌肉收缩和舒张进行躯体关节的活动，以达到健身目的的运动，都可以看作健身操运动。健身操是一种徒手健身运动，由于它在锻炼时可采取卧、坐、立三种不同姿势，动作的难易程度也有一定的差别，锻炼者可根据自己身体情况及所需运动量的大小，自由选择不同的健身操。

（一）健身操的锻炼要点

1.操前准备

（1）服装。

健身操对服装的要求以不妨碍运动为原则。一般衣着应宽松，便于活动。布料应选择柔软、透气、吸湿性强的，如棉织品、丝织品等。鞋子要求大小适宜，穿着舒适合脚，可选用低帮运动鞋或软底布鞋。腰带不宜系得太紧，领口也应解开，以防运动时对体内脏器和颈动脉窦造成不正当的压迫。

（2）场地。

场地要求平坦，水泥地、泥地均可。场地面积不一定要求很大，只要不妨碍身体运动即可。

（3）时间。

虽然健身操锻炼在任何时间都可进行，但以清晨和傍晚为好。需要注意的是疾病或疲劳时可适当减少运动量或暂停几日，以免加重病情或损伤身体，过饥、过饱时也不要进行锻炼，以免影响消化系统的功能。一般说来，在饭后2小时进行锻炼较好，此时不饥不饱，血糖浓度稳定，能满足运动时对能量的需要，又不影响消化功能。如果在进行健身操锻炼时，播放一些节奏舒缓的轻音乐，既锻炼了身体，又调节了精神，其乐无穷。

2. 动作正确

健身操是靠肌肉的收缩、躯体的运动来达到健身的目的，因此要求动作准确到位，不可马虎，否则难以获得较好的健身效果，这里有几点应特别注意。

（1）动作幅度。

通俗地讲，动作的幅度就是指动作的范围。动作幅度大时，不仅使肢体得到充分舒展，同时也可使肌肉舒缩，关节的活动达到良好的效果。故而无论是肢体的伸展、屈曲还是转动，都应达到极限，只有认真做好每一个动作，才能取得满意的效果。

（2）动作速度。

健身操的动作速度可根据自己年龄和身体的情况进行选择。对中老年来说，练健身操时动作宜慢不宜快，这是由中老年人生理特点决定的。一般来讲，人到45岁以后，肌腱就开始老化，肢体关节逐渐不灵活，若活动过快，定会给身体带来不必要的损伤，而缓慢沉稳，富有节奏的运动，既能达到健身的目的，又可避免意外情况的发生。

（3）要用"内劲"。

练健身操时达到了幅度，控制了速度，那么动作一定是舒展稳缓、优美大方的。为了更好地获得运动的效果，做到这两点还不够，还必须注意切勿虚浮无力，摆花架子。一定要使用"内劲"（又称"内力"），否则难获良效。"内劲"要求锻炼时肌肉应充分紧张起来，这样增大了肌纤维间的摩擦，肌肉运动时克服摩擦所做的"功"也大，锻炼的效果也就良好。

3. 呼吸配合

做健身操时，呼吸应均匀深长而有节奏，锻炼时屏息、憋气更是运动之大忌。人们常说"生命全在一口气"，有节奏的充分的呼吸，既可以调节和改善呼吸功能，又可使血液中氧含量上升，促进有氧代谢，提高心肺血液循环和血气交换功能。一般来说，练健身操时，多在动作用力或躯体伸展时吸气，而在动作放松或躯体收拢时呼气，在躯体无明显屈伸（如旋转动作）时，应采取均匀的呼吸。

4. 劳逸适当

运动量包括运动时间和运动频度两个方面。运动时间有一次半小时、一小时、一个半小时之分，运动频度又有一日一次、两次、三次之别。锻炼者应根据年龄、体质、体力和动作的难易程度的不同，因人而异，选择相应的运动量，并在运动时自行调整。一般来讲，调整运动量的方法有两种，即增减运动重复次数和改变运动架势。当需要降低运动量时，可减少运动重复次数，或升高运动时的架势（运动时双膝弯曲半蹲的程度），需要增加运动量时则反之。运动量是否适宜，可这样判定：当一遍操做下来，感觉身体微有发热，周身略有汗出，一天锻炼下来不觉疲劳，精力充沛时，运动量正适合。需要注意的是，当刚刚开始锻炼时，如果出现轻微的肌肉酸胀疼痛，这是运动后的正常现象，一般一周左右就可消失，切不要因此而停止锻炼。

（二）健身操的分类

不同的人群，练习健身操时应注意的事项也不同，因此根据年龄和体质等因素，可将健身操分为以下几种。

1. 儿童健身操

儿童期是人体生长的旺盛时期，在这个时期小儿的体力和智力快速增长，体格不断发育。但是，由于儿童身体各部位尚未发育成熟，因此还存在脏腑娇嫩，结构柔弱，可塑性大，对外界适应能力和抵抗能力较差的生理特点。健身操的锻炼不仅能促进各个器官和组织的发育，还可使儿童心理健康发展，提高对外界刺激的反应能力，增强身体素质。儿童健身操通常分被动操（婴儿健身操）和主动操（动作模仿操）两类，前者适用于 6 ～ 12 个月的婴儿，由家长握住婴儿肢体使其被动运动，以达到锻炼的目的，后者适用于 1 岁以上的儿童，由儿童自己运动躯体进行锻炼。

2. 中青年健身操

中青年健身操是为广大中青年朋友准备的。若坚持每天锻炼，将能提高身体素质，增强机体对外界刺激的适应能力和抗病能力，保持青春活泼，精力充沛，能更好地工作。健身操每天上下午各做一次为好。做操时要精神振奋，动作刚健有力，体现出朝气蓬勃的精神风貌。

3. 老年健身操

老年健身操是根据老年人的生理特点，为了达到健身防病和延缓衰老的目的而编排的。全套操包括卧式、坐式、立式三个组成部分，每个部分又由若干小节组成。锻炼者可根据自己身体、锻炼场地和作息时间的不同，选择相应的操式及动作节段。身体情况好的，亦可将全套动作连在一起做，以取得较大的运动量，获得良好的健身效果。

四、骑自行车

自行车在我国是一种很普通又十分便利的交通工具，人们在日常生活中会经常用到。在国外，骑自行车健身可以说是方兴未艾。据报道，美国有 2 000 万人骑自行车健身，而且参加的人数越来越多。法国、德国、比利时、瑞典等国，还以骑自行车"一日游"的时髦体育旅游消遣活动，吸引了成千上万的人踊跃参加。

骑自行车在有益身心健康方面的具体表现如下。

可以加强下肢锻炼，有助于减肥轻身。有数据表明，骑自行车 40 ～ 50 分钟相当于步行 4 ～ 5 千米路程所消耗的热量。

增强体质，延缓衰老。中医学基础理论认为，人体脏腑器官在脚掌心和手掌心有相应的反射区，经常按摩对于疏通经络、调节气血、滑利关节、增强体质、防止衰老有着重要的意义。特别是脚掌心的"涌泉穴"和手掌心的"劳宫穴"都是养肾强心的重要穴位。骑车也就等于按摩了这两个穴位，对于防治心血管、神经系统、消化系统、泌尿等系统疾病都有良好效果。

加强脑力锻炼，能预防大脑老化，提高神经系统的敏捷性。现代运动医学研究结果表明，骑自行车是异侧支配运动，两腿交替蹬踏可使左右侧大脑功能同时得以开发，防止早衰及偏废。因此，经常骑车可以锻炼大脑的反应能力，有利于健全大脑功能，活跃思维，防止阿尔茨海默病。

骑自行车简便易行，老少皆宜，可称得上是一种现代时尚摄生保健方式，其最大的优点就是不必去刻意地锻炼，在到达目的地的同时也就起到了锻炼的作用。

五、散步健身法

我国有句民谚：饭后百步走，活到九十九。这正说明了散步对于延年益寿的重要意义。

散步的确是锻炼身体的一种好方法，也是为许多人所喜爱的一项简便的运动方式，男女老少皆宜。散步作为户外运动，在锻炼身体方面的作用，完全可以与剧烈活动相媲美。散步对脑力劳动者，特别是创造性劳动者来说，是生理活动的最好方式，是调节情绪紧张的理想的"解毒剂"，尤其对于中老年人、体弱多病的人更为适宜。

轻快的散步，对大脑皮层是一种温和而有节奏的刺激，对中枢神经起到良好的调整作用，它可以缓解神经肌肉的紧张，起到放松镇静的效果，从而使人感到心情愉快，清新轻松，帮助疲劳的解除。西方还有一句格言，叫"散步出智慧"，这是有科学道理的。散步有助于思考，爱因斯坦酷爱散步，当他在河边散步，看着河水静静地流去，灵感一来，智慧的火花迸发，就拿出笔记本演算起来。著名作曲家柴可夫斯基喜爱散步，他说："大部分乐思是在我每天散步时涌现的。"对于脑力劳动者，在户外新鲜空气里散步，紧张的大脑皮层细胞得到放松，从而可以提高脑力劳动的效率。

散步能放松血管平滑肌，故有助于降低血压。据观察，高血压患者散步，能使舒张压较明显下降。散步可以缓解头部血管的痉挛，也可起到减轻头痛的作用。

散步还可以改善消化腺的功能和促进胃肠的规则蠕动。饭后散步能起到帮助消化的作用。

散步健身法有以下两种。

（一）普通散步

用慢速（每分钟60～80步）和中速（每分钟80～100步）这种方法散步，适用于刚开始锻炼的人或老年体弱有病患者。

（二）快速步行

每小时步行5 000～7 000米，每次锻炼45分钟左右，适用于普通中老年人增强心力和减轻体重。步行时的心率应控制在每分钟120次以下，也可分阶段循序渐进地进行，每阶段练习一周，待有余力后转入下一阶段。

散步的姿势应该是身体自然正直，头抬起，挺胸，两眼平视，上肢自然摆动，呼吸自如。

以上两种散步方法可以结合进行，如早晨进行快速步行，而饭后、睡前、工作之余、傍晚进行普通的慢速散步，这样既有助于消除疲劳，又能有效地增强体质。这种锻炼最好是每天或隔天进行。锻炼的地点最好选择在林荫道、绿化地带、公园、乡间小路、小河边。这些地方树木多，空气新鲜，有助于强化锻炼效果。

六、健身跑

长跑是一项很好的体育活动，它最简单，适合任何年龄段，对老年人的心血管和呼吸系统很有好处。

长跑是一项有氧运动，可以提高心血管系统的结构和机能的适应能力，预防冠心病的发生。心肌经常进行强烈的收缩和舒张，冠状动脉扩张，增加冠状循环的血流量，这样可改善心肌的供氧情况，改善心肌的代谢，同时心肌纤维变粗，收缩力增强，体积增大，从而提高心脏的工作能力。对于呼吸系统，能使肺脏吸收更多的氧气，排出更多的二氧化碳，血氧饱和度提高，这样可使心脏需要泵出的动脉血比前减少，相对地减少心脏的负担。

长跑锻炼需要掌握以下四个原则。

（一）必须循序渐进

锻炼应该随着机体机能的提高而逐步增加负担，使机体有足够的时间，增强中枢神经系统和其他各系统器官的机能，并使之巩固，来适应新的负担，同时在适应过程中，使机体能得到进一步的提高，停步不前对身体帮助不大，而急躁冒进会对身体带来危害。

（二）坚持不懈

锻炼必须有系统地进行，运动之所以对身体起到良好的作用，都是通过条件反射达到的。因此，锻炼必须经常化，长期中断必然导致前功尽弃。

（三）逐步增加运动量

在循序渐进的基础上，在不引起疲劳的前提下，把运动量逐步提高，运动量大，对身体作用较大。

（四）因人制宜

不同年龄和性别的人，在生理上有不同的特点，运动量也不同，同样的年龄和性别，也有不同的体格发育、健康水平、锻炼基础等。一般年老体弱者，可以步行或快走，开始时每小时 3 000～4 000 米，待适应后，可增至每小时 5 000 米，以后按此速度坚持下去。

由此可见，摄生是无处不在的。此外，生活中还有一些运动摄生的方法，如游泳、健美运动等，它们都可以促进人的身体健康。

第四章 科学生活方式——睡眠摄生

第一节 睡眠的生理

睡眠是一种常见的生理现象，但是对于其机制的探讨却经历了一个漫长的过程，随着人们对自然认识的深入，古代医家在日夜交替的基础上逐渐对睡眠的问题有了较为明朗的认识。

一、中医的睡眠理论体系

中医学从形神一体观的角度出发，在阴阳学说的基础上，通过观察和实践，形成了独特的睡眠理论，主要包括以下几个方面。

（一）昼夜阴阳消长决定人体寤寐

中医学理论认为，阴阳是促进宇宙间一切事物产生及发展变化的根源。《阴阳应象大论》说："阴阳者，天地之道也，万物之纲纪，变化之父母，生杀之本始，神明之府也。"因此，睡眠的理论必然统摄于阴阳学说。

在自然界阴阳消长的变化中，最突出的表现就是昼夜交替的出现。基于"整体观念"与"天人合一"的观点，平旦时人体的阳气随自然界阳气生发而由内出外，阳气渐长，人起床活动（寤），黄昏阳气渐消，入夜则阳气潜藏于内，人即睡眠休息（寐），于是就有了寤和寐的交替。古代医家注意到了人体"入夜则寐，入昼则寤"的现象，意识到人体的寤寐变化与自然界天地之阴阳消长的节律相应，因此便形成了阴阳寤寐学说——寤寐是阴阳矛盾运动产生的一种主要过程，与自然界阴阳变化的规律相一致，于是就形成了"日出而作，日落而息"的作息规律。

（二）营卫运行是睡眠的生理基础

卫气运行睡眠说统摄于阴阳睡眠说之内，阴阳睡眠说中阳气消长出入的阳气，指的就是卫气。卫气运行睡眠说认为，由于卫气运行于阳经而醒觉，卫气运行于阴经及五脏而产生睡眠。

卫气来源于水谷精气，营运不休，属人体的阳气范畴。《灵枢·营卫生会》说："人受气于谷，谷入于胃，以传于肺，五脏六腑，皆以受气，其清者为营，浊者为卫，营在脉中，卫在脉外，营周不休，五十而复大会。阴阳相贯，如环无端。"卫气的运行规律是，白天运行于阳经二十五周，夜间运行于阴经及五脏二十五周。平旦时卫气出于目，循足太阳经、手太阳经、足少阳经、手少阳经、足阳明经、手阳明经之外运行，再从手阳明入掌中，足阳明入足心，行阴分至目为一周。夜间卫气运行于阴经及五脏，正如《灵枢·卫气篇》所说"阳尽于阴，阴受气矣。其始入于阴，常从足少阴注于肾，肾注于心，心注于肺，肺注于肝，肝注于脾，脾复注于肾为周"，即以肾、心、肺、肝、脾五行相克的顺序周行。白天卫气运行于阳经二十五周，人体阳气盛于外，温煦周身，卫外而为固，人寤而活动；夜间卫气入里，运行于阴经和五脏二十五周，人则卧寐休息。由于卫气昼夜运行变化的规律，人体出现寤寐的不同生理活动。

二、睡眠的两个时相

睡眠由两个交替出现的不同时相组成，一个是慢波睡眠，又称非快速眼动睡眠，另一个则是异相睡眠，又称快速眼动睡眠，此时相中出现眼球快速运动，并经常做梦。非快速眼动睡眠主要用于恢复体力，快速眼动睡眠主要用于恢复脑力。

（一）慢波睡眠

慢波睡眠（NREM）可以根据人脑电波的特征分为四个不同的期，即相应于睡眠由浅入深的过程。在人体清醒平稳的状态下，脑电图上出现的曲线频率是 8～13 次/秒的快周波，称为 α 波。进入初睡阶段，也就是第一期，脑电波将会明显减慢，以 4～7 次/秒的频率（称为 θ 波）为主，这时人会昏昏欲睡，处于朦胧状态，它常出现在睡眠伊始和夜间短暂苏醒。如果慢波比例越来越多，人就会慢慢睡着，称为第二期，也就是浅睡眠。此时，脑电图上可以看到在 θ 波的背景上出现两种特殊的脑电波性，一种叫 δ 波，另一种叫"K复合体"波。这种 θ 波慢波中出现 δ 波和"K复合体"波的曲线，是浅睡期的标志。此时，稍有响动，便会惊醒。再接下去，脑电波的背景上将出现振幅较大而频率很低的（0.5～3 次/秒）的 δ 波，此时则标志着人已经进入深睡期。如果 θ 波中的 δ 波占 20 %～ 50 %，则称为慢波睡眠的第三期，也就是深睡期。如果 θ 波中的 δ 波大于 50 %，则属于第四期，也就是沉睡期。

（二）异相睡眠

异相睡眠（REM）是在睡眠过程中周期出现的一种激动状态。脑电图呈现快频低压电波，类似清醒时脑波。自主神经系统活动增强，如心率、呼吸加速，血压升高，脑血流及耗氧量均增加。此外，睡者时时翻身，面和指（趾）端肌肉不时抽动。在实验动物上还记录到单个神经细胞的放电活动非但高于慢波相，有时还超过清醒状态下的活动水平。人的异相睡眠和动物的一样，表现出三个特征：①低电压，快频脑波；②颈部肌肉张力松弛及脊髓反射被抑制，此时运动系统受到很强抑制；③频繁出现快速的眼球运动，同时在一些和视觉有关的脑结构，包括大脑皮层视区，出现高大锐波，统称脑桥 - 外侧膝状体 - 枕区皮层波（PGO）。由于快速眼动只存在于异相睡眠中，故又常叫作快速眼动睡眠。

慢波睡眠和异相睡眠是相互交叉进行的，正常成年人入睡后，首先进入慢波相，通常依次为 1—2—3—4—3—2 等期，持续 70 ～ 120 分钟，即转入异相睡眠，持续 5 ～ 15 分钟，这样便结束第一个时相转换，接着又开始慢波相，并转入下一个异相睡眠，如此周而复始地进行下去。整个睡眠过程一般有 4 ～ 6 次转换，慢波相时程逐次缩短，并以第二期为主，而异相时程则逐步延长。以睡眠全时为 100 %，则慢波睡眠约占 80 %，而异相睡眠占 20 %。但是因为个人情况不同，其时间的长短和次数也会不同，即使是同一个人也会因疲劳程度、健康情况或情绪好坏而变化。

将睡眠不同时相和觉醒态按出现先后的时间序列排列，可绘制成睡眠图，它能直观地反映睡眠各时相的动态变化。

三、睡眠的作用

在所有的休息方式中，睡眠是最理想的休息方式。在睡眠状态下，全身各种功能降低，仅维持必要的生理功能，如呼吸降低、心率减慢、肌肉放松等。因此，良好的睡眠能消除全身疲劳，使脑神经、内分泌、物质代谢、呼吸功能、心血管活动等得到调整，促使身体的各组织生长发育及自我调节修复，提高对疾病的抵抗力。没有适当的睡眠，就没有办法维持生命的其他活动。战国时名医文挚对齐威王说："我的养生之道把睡眠放在头等位置，人和动物只有睡眠才生长，睡眠帮助脾胃消化食物，所以睡眠是养生的第一大补，人一个晚上不睡觉，其损失一百天也难以恢复。"由此可见，睡眠的作用是任何其他方式都无法取代的，它的作用大致可以概括为以下几个方面。

（一）消除疲劳，恢复体力

睡眠是消除身体疲劳的主要方式。睡眠时，人体精气神皆内守于五脏，五体安舒，气血和调，由于体温、心率、血压下降，呼吸及部分内分泌减少，基础代谢率降低，从而使体力得以恢复。

（二）保护大脑，恢复精力

睡眠不足者，表现为烦躁、激动或精神萎靡，注意力涣散，记忆力减退等，长期缺少睡眠则会导致幻觉。而睡眠充足者，精力充沛，思维敏捷，办事效率高。这是由于大脑在睡眠状态下耗氧量大大减少，有利于脑细胞能量贮存，因此睡眠有利于保护大脑，提高脑力。

（三）增强免疫力，康复机体

睡眠不仅是智力和体力的再创造过程，而且还是疾病康复的重要手段。人体在正常情况下，能对侵入的各种抗原物质产生抗体，并通过免疫反应而将其清除，保护人体健康。睡眠能增强机体产生抗体的能力，从而增强机体的抵抗力；同时，睡眠还可以使各组织器官自我康复的速度加快。现代医学中常把睡眠作为一种治疗手段，用来帮助患者渡过最痛苦的时期，以利于疾病的康复。

（四）促进生长，利于发育

睡眠与儿童生长发育密切相关，婴幼儿在出生后相当长的时间内，大脑继续发育，这个过程离不开睡眠，且儿童的生长在睡眠状态下速度增快，因为睡眠期血浆生长激素可以连续数小时维持在较高水平，所以应保证儿童充足的睡眠，以促进其生长发育。

（五）延缓衰老，促进长寿

许多调查研究资料均表明，健康长寿的老年人均有一个良好而正常的睡眠。人的生命好似燃烧的火焰，有规律地燃烧则生命持久；若忽高忽低地燃烧则使生命时间缩短，使人早夭。睡眠时间恰似火焰燃烧最小的程度，因此能延缓衰老，保证生命的长久。

另外，睡眠还具有其他的作用，如保护人的心理健康，睡眠对于保护人的心理健康与维护人的正常心理活动很重要。因为短时间的不佳睡眠，就会出现注意力涣散，而长时间睡眠不佳则可造成不合理的思考等异常情况；长时间的优质睡眠有利于皮肤美容，在睡眠过程中皮肤毛细血管循环增多，其分泌和清除能力加强，加快了皮肤的再生，所以睡眠有益于皮肤美容。

第二节　睡眠的时间和质量

一、睡眠时长

睡眠是人及动物的一种自然生理现象，意识的、自然的、有规律的暂时睡眠，在此期间体力能得到恢复，达到闭目安息的作用，使大脑皮质处于休息状态。但人的睡眠时间多长才算足够，很难机械地加以规定。每人每天生理睡眠时间根据不同的年龄、性别、体质、性格、环境因素等而变化。

睡眠时间与年龄有密切的关系，是由人生长发育的规律决定的。一般而言，年龄越小，睡眠时间越长，次数也越多。婴幼儿无论脑还是身体都未成熟，青少年身体还在继续发育，因此需要较多的睡眠时间。老年人由于气血阴阳俱亏，"营气衰少而卫气内伐"，故有"昼不精，夜不瞑"的少寐现象，但并不等于生理睡眠需要减少。相反，由于老人睡眠深度变浅，质量不佳，反而应当增加必要的休息，尤以午睡为重要，夜间睡眠时间也应参照少儿标准。古代摄生学家说"少寐乃老人大患"，《古今嘉言》认为老年人宜"遇有睡思则就枕"，这是极符合摄生道理的。睡眠时间还多少与性别有关，通常女性比男性平均睡眠时间长，现代研究认为可能与性激素分泌差异有关。

所以日常只要保证足够的睡眠时间就可以维持正常的需求了。相反，一味地延长睡眠时间，对身体则有害无益。

二、睡眠时间

摄生学上常说"子午觉"，那到底什么是"子午觉"呢？子时即为 23 时至 1 时，午时即为 11 时至 13 时。《黄帝内经》云"凡十一脏皆取决于胆"，可见胆的重要性。若把胆养好，胆气生发则人体也就好了。所以睡眠的一个很重要的原则便是在 23 时前睡觉，这样才能慢慢地把这点生机给养起来。

很多人认为睡眠是可以补回来的，这种观点是非常错误的，这样的睡眠也对身体是没有好处的。研究表明，长时间熬夜，就算是睡足 8 小时，几年下来也容易内分泌失调，生理时钟也会乱掉。因此，一定要顺应自然，按时睡觉，这样才能强身健体、延年益寿。

三、睡眠质量

睡眠是一个系统工程，睡觉并不是倒在枕头上，盖上被子合眼一宿，再睁开眼睛醒来这么简单，它是一个复杂的渐变过程。为什么有时醒来后，身体会神奇般地恢复力量，而有时却感觉比睡觉之前还累呢？这便是由睡眠质量所决定的。

（一）睡眠质量的标准

①入睡快：上床后 5 ～ 15 分钟进入睡眠状态。②睡眠深：睡中呼吸匀长，无鼾声，不易惊醒。③少起夜：睡中梦少，无梦惊现象，很少起夜。④起床快：早晨醒来身体轻盈，精神好。⑤白天头脑清晰，工作效率高，不困倦。一般说来，睡眠质量好，则睡眠时间可以少些。

（二）提高睡眠的质量

睡眠质量的高低直接决定着身体健康状况及次日的工作状态，因此提高睡眠质量是至关重要的，那如何来提高睡眠质量呢？可以从以下几点入手。

1. 保证充足的睡眠时间

睡眠时间一定要适量，不可贪多，也不可少。当然也不能太计较睡眠的量，因人而异，以精神和体力的恢复作为标准。

2. 养成正确的生物钟

正确的睡眠时间是至关重要的，一定要养成睡子午觉的好习惯，做到早睡早起。

3. 创造一个良好的睡眠环境

环境对睡眠的影响是显而易见的。最基本的就是要满足睡眠区的暗和静。此外，舒适、合适的床上用具，对提高睡眠的质量也大有好处。

4. 合理的饮食习惯

晚餐量要合适，否则会影响人的睡眠。临睡前可以吃点奶制品或喝一杯牛奶，帮助睡眠。睡前忌饮大量含酒精或咖啡因的东西，以免影响睡眠。

5. 良好的生活习惯

①选择合适的锻炼时间：下午锻炼对睡眠最有帮助，有规律的身体锻炼能提高夜间睡眠的质量，切记不可剧烈运动。②睡前洗澡：睡觉之前的一个热水澡有助于放松肌肉。③睡觉前泡脚：睡觉前半小时用温水泡脚有助于放松脚部及腿部，可以缓解一天的疲劳，有助于促进血液循环，放松全身神经系统，促进入睡，对于失眠的人来说，睡前泡脚是个不错的办法。

6. 采用合适的睡姿

对于一个健康的人来说，睡眠的最好体位应该是右侧位或正平卧位，这样既不会压迫心脏，又有利于四肢机体的放松休息。不可蒙头睡或枕着手睡，这都是不利于身体健康的。

7. 放松自己，调节心理

睡前应避免从事刺激性的工作和娱乐，也不要从事过分紧张的脑力活动，应做些能松弛身心的活动，最好做到心无杂念，这对尽快入睡是大有好处的。

四、助眠和影响睡眠的食物

（一）助眠的食物

1. 富含松果体的食物

富含松果体的食物之所以能改善睡眠，是因为人的睡眠质量与大脑中一种叫松果体素的物质密切相关。夜晚、黑暗会刺激人体合成和分泌松果体素，它会经血液循环而作用于睡眠中枢使人产生浓浓睡意。天亮时，松果体受光线刺激就会减少，使人从睡眠状态中醒来。含有松果体的食物有燕麦、甜玉米、番茄、香蕉等。青少年食用这些能强健大脑、养心安神，能够很好地治疗因学业压力引起的神经衰弱、失眠、健忘、疲乏无力，促进身体健康发育，茁壮成长；中青年食用则养心补肾，对于腰膝酸软、疲乏无力，以及工作压力大引起的失眠、心慌、身体虚弱等亚健康状态有显著疗效；老年人食用则强健心脏、强壮身体，对于失眠、健忘、疲乏酸软、脉细或沉而无力的老年人具有明显的滋补功效。

2. 对抗咖啡因的食物

茶的兴奋作用会影响睡眠。因此，如果白天饮茶较多影响睡眠，可在睡前用几克酸枣仁泡水喝，或用酸枣仁与大米煮粥，睡前喝一小碗。酸枣仁中含有酸枣仁皂苷 A、酸枣仁皂苷 B、桦皮酸、桦皮醇及两种甾醇类物质，它们可降低血液中去甲肾上腺素的含量，从而对抗由咖啡因引起的睡眠不佳。

3. 抑制 5- 羟色胺的食物

如果白天经常犯困，而晚上睡眠不安稳，可以在睡前吃一块馒头或面包。因为这类人群在日间分泌的色氨酸较多，色氨酸会转化为 5- 羟色胺，5- 羟色胺有催眠作用，会导致犯困，而到了晚间体内的色氨酸却不足，则使人难以安然入睡。因此，夜间吃一些馒头、面包，能提高体内色氨酸的含量，人也就容易入睡。

4. 调节神经的食物

如果长期摄入的锌、铜不足，那么一段时间后，人体就会由于缺乏这两种微量元素而影响脑细胞的能量代谢及神经系统的调节，内分泌常处于兴奋状态，因而辗转难眠。在这种情况下，晚餐时多吃一些富含锌、铜的牡蛎、鱼、瘦肉、虾、鳝鱼等食物，能有效改善神经衰弱症状，保证良好睡眠。

5. 奇异果

睡眠障碍的产生与中枢神经过度唤起及交感神经过度兴奋有关，或是受压力荷尔蒙大量分泌的影响。奇异果由于含有丰富的钙、镁及维生素 C，有助于神经传导物质的合成与传递，尤其是钙，更具有稳定情绪及抑制交感神经的作用。将黄金奇异果与牛奶、蜂蜜、冰块等一起打成夏季冰饮，不但有利于人体对果籽中维生素 E 的吸收，还有增加皮肤弹性的功效。

6. 牛奶

牛奶中含有两种催眠物质：一种是色氨酸，能促进大脑神经细胞分泌出使人昏昏欲睡的神经递质 5- 羟色胺；另一种是对生理功能具有调节作用的肽类，其中的"类鸦片肽"可以和中枢神经结合，发挥类似鸦片的麻醉、镇痛作用，让人感到全身舒适，有利于解除疲劳并入睡。

7. 苹果

苹果可以治脾虚火盛，补中益气，对心脾两虚、阴虚火旺、肝胆不和或肠胃不和所致的失眠症都有较好的疗效。苹果的芳香成分中，醇类占92 %，羰基化合物占6%，其浓郁的芳香气味，对人的神经有很强的镇静作用，能催人入眠。如果家里没有苹果，可以试试倒杯开水加入一勺醋来喝，同样能促进睡眠。

（二）影响睡眠的食物

1. 冰激凌

冰激凌含有大量脂肪，吃完就睡，会让身体没有时间去燃烧脂肪。所有的糖都会给身体发出错误的能量信息，然后自动储存并变成脂肪。另外，研究发现，睡前吃高糖食物容易做噩梦。

2. 芹菜

芹菜是一种天然利尿剂，会使尿量变多。如果睡前摄入太多芹菜，身体会为了排尿而唤醒入睡的人。虽然芹菜能给身体带来丰富的营养，但睡前尽量别吃。

3. 意大利面

意大利面的成分几乎全是碳水化合物，吃完马上入睡，容易变成脂肪，改变血糖水平，进而推迟睡眠，或容易在夜里醒来。另外，加在意大利面上的奶酪、奶油或番茄酱还可能加重消化系统负担。

4. 比萨

比萨中的番茄沙司酸度高，会刺激胃部泛酸。其中的肥肉和奶酪等还会导致胃灼热。

5. 糖块

睡前吃糖块会导致整晚做噩梦。专家猜测高糖水平会造成更多脑电波，而导致做噩梦。

6. 麦片

麦片中常含有大量糖和碳水化合物，会让人血糖飙升，因此不适合睡前食用。

7. 大蒜

晚上吃大蒜，除了会让人整晚口臭，还会造成胃灼热。如果是胃功能较差或易泛酸的人，睡前一定不要吃大蒜等辛辣食物。

8. 巧克力

黑巧克力中的咖啡因能使人兴奋，几乎所有巧克力都含有一定量的咖啡因。除此之外，其中的可可碱会使人心跳加快。

9. 酒精

一般人认为酒精会促进睡眠，这是不准确的。酒精确实可以帮助入睡，但它不会是维持长时间、优质的睡眠。酒精实际上还会干扰睡眠的恢复功能，经常用酒精催眠的人会陷入必须依靠喝酒才能入睡的恶性循环。

第三节　睡眠的姿势

睡姿虽有千姿百态，以体位来分，不外乎仰卧、俯卧、侧卧三种，那么哪一种姿势既能保证好睡眠又能促进身体健康呢？可以根据实际情况，灵活地采用不同的睡眠姿势，大致可以分为以下几种。

一、常人睡姿（常人宜右侧卧）

为什么对于一般人而言侧卧位好呢？这个位置，身体脊柱向前弯曲，好像一张弓，四肢可以放在比较舒适的位置，全身肌肉能得到较好的放松。心脏位于胸腔偏左的位置，胃肠道的开口都在右侧，肝脏位于右季肋部。这种卧姿使心脏压力减小，有利于血液搏出，又可增加肝的供血流量，"人卧血归于肝"，有利于肝的新陈代谢；右侧卧可使食物在消化道内吸收、运行、畅通无阻，对血液循环的运行和解毒、抗病等方面都有利。

那么不正确的睡姿又能造成什么样的危害呢？①左侧位，心脏容易受压，影响心脏的血液循环，尤其是对脾胃虚弱者而言，饭后左侧位，影响消化功能，所以容易导致胃病、心脏病等。②仰卧位，上下肢处于伸直状态，肌肉得不到充分的放松，故不能消除疲劳。仰卧位时手容易习惯性地放置胸前，而引起噩梦，同时舌根部往后坠缩，容易引起呼吸不畅而发生鼾声。因此，仰卧容易导致心脏病、面部老化等疾病。③俯卧位是最不好的睡姿，因为俯卧位是胸部、心肺承受较大的压力，影响呼吸和血液的循环。肥胖的中老年人经常俯卧睡眠容易导致低氧血症。

二、孕妇睡姿（孕妇宜左侧卧）

对于孕妇，睡眠的姿势尤为讲究，应该采取左卧位，不宜经常仰卧或者是右卧，尤其是进入中、晚期妊娠的人，此时大约有 80% 孕妇子宫右旋倾斜，使右侧输尿管受压，易产生尿潴留倾向，长期可致右侧肾盂肾炎。另外，右侧卧可压迫腹部下腔静脉，影响血液回流，不利于胎儿发育和分娩。仰卧时，增大的子宫可直接压迫腹主动脉，使子宫供血量骤然减少严重影响胎儿发育和脑功能。因此，左侧卧是孕妇最合理的睡眠姿势，这样才能血脉畅通，有利于胎儿生长，可以大大减少妊娠并发症。

三、婴幼儿睡姿

对婴幼儿来说，俯卧是最不好的卧姿。因为婴儿不能自主翻身，加之颅骨软嫩，易受压变形，俯卧时间一长，会造成面部五官畸形。长期一侧卧或仰卧也易使头颅发育不对称。因而婴幼儿睡眠时，应在大人的帮助下经常地变换体位，每隔 1～2 小时翻一次身，左右侧卧位交替进行。对于身体健壮的儿童，可以采取仰卧位，这样有利于血液循环，帮助睡眠。

四、老人睡姿

对于老年人来说，仰卧、俯卧、左侧卧均不适宜，以右侧卧为最好。

五、患者睡姿

对于某些疾病患者，就不能机械性地强求一致的睡姿了，如：心衰病患者及咳喘发作患者宜取半侧位或半坐位，同时将枕与后背垫高；肺病造成的胸腔积液患者，宜取患侧卧位，使胸腔积液位置最低，不妨碍健侧肺的呼吸功能；有瘀血症状的心脏病患者，如肺心病患者等一般不宜取左侧卧或俯卧，以防心脏负荷过大；急性肝炎发作期的患者，常感肝区隐隐作痛，这时若再选择右侧位，反而增加患者的痛苦，所以选择左侧位为好。

但是在睡眠中并不是一直要求保持一种睡姿，这是不符合生理需求的，孙思邈在《千金要方》中已有所论述："人卧一夜当作五度反复，常逐更转。"有学者用慢镜头记录了人在熟睡中的姿势，发现每隔10～15分钟就要变动一次，整个睡眠过程体位变动可达20次。因此，在入睡时养成正确睡姿的良好习惯，有利于自身保健，但并不是说在整个睡眠中都保持一成不变的睡姿。

第四节　睡眠与卧具

一个人的睡眠质量与很多因素都有关系，其中卧具绝对是一个不可忽视的重要因素。众所周知，卧具的作用是为人们提供休息、睡眠的场所。那么从摄生的角度来说，卧具不仅要美观、大方、耐用，而且更重要的是它要有利于睡眠和健康。对此，我国古代摄生家总结出了一套完整的理论。

一、床铺

床铺作为一种睡眠卧具，已有2 500多年的历史了。从北方的火炕到南方的藤床，从小儿的摇篮到老人的躺椅，种类不计其数。随着社会的进步和科学的发展，床的功能也多样化。但是从摄生保健的角度而言，床无论怎样变化，都应具备以下三个要素。

（一）床宜高低适度

《老老恒言》说"床低则卧起俱便"，主张床的高度以略高于就寝者膝盖水平为好，40～50 cm这样的高度便于上下床。若床铺过高，易使人产生紧张感，影响安眠；若床铺过低则易于受潮，使寒湿、湿热之地气直中脏腑，或造成关节痹症。在过低的床铺上睡觉，往往呼吸不到新鲜空气，灰尘、二氧化碳较多，影响健康。由此可见，床铺过高或过低对身体都是不利的。

（二）床宜稍宽大为宜

《服虔通俗文》中载："八尺曰床，故床必宽大。"床铺面积大，睡眠时便于自由翻身，自由伸缩活动，有利于气血流通、筋骨舒展，容易消除疲劳。一般来说，床铺宜长于就寝者身长20～30 cm，宽于就寝者身宽30～40 cm。对于运动员来说应用特制的床，使长宽达到要求。婴儿床除要求有一定长宽度外，还应在床周加栏杆，以防婴儿坠地。

（三）床宜软硬适中

标准的软硬度以木板床上铺垫约 10 cm 厚的棉垫为宜。软硬适中的床可保证脊椎维持正常生理曲线，使肌肉放松，有利于消除疲劳。临床研究发现，理想软硬度的床铺是预防和治疗劳损的重要措施之一。过软的床则能使脊椎周围韧带和椎关节负荷增加，肌肉被动紧张，久则引起腰背疼痛，甚至导致畸形，尤其是小孩和青少年，正值发育时期，更不宜睡过软的床。另外，过软的床垫通风性差，在夏日天气炎热时更不宜用；对于有些病患，如腰椎间盘突出或脊柱损伤的患者，更不能睡软床，否则会加重病情。太过硬的床铺不适合人体生理曲线的需要，结果对肌肉和脊椎造成严重的负担和各种各样的危害。睡过硬的床不舒服，睡眠者会过于频繁地翻身，从而影响睡眠质量。特别是老年人，年迈体衰，久卧硬床，易引起褥疮，应多加注意。

二、枕头

枕头是睡眠不可缺少的用具，适合的枕头有利于全身放松，保护颈部和大脑，促进和改善睡眠，还有防病治病之效果。

（一）枕头的基本要素

1. 高度

《老老恒言·枕》指出："高下尺寸，令侧卧恰与肩平，即仰卧亦觉安舒。"现代研究也认为枕高以躺卧时头与躯干保持水平为宜，枕头过高和过低都有害。枕高是根据人体颈部七个颈椎排列的生理曲线而确定的。正常情况下，颈椎是呈向前弯曲的生理曲线，这时肌肉、韧带及关节均可处于相对平衡状态。在睡眠时，也要求适应这个生理弯曲。过高的枕头破坏了这种平衡，仰卧时枕头过高，犹如站立时的低头位，颈部过于屈曲还可压迫颈动脉，妨碍血液运行。只有保持曲线正常的生理弯曲，才能使肩颈部的肌肉、韧带及关节处于放松状态。如果枕头过低或干脆不用枕头，也同样破坏了颈椎的生理曲线，此时脑部血液增多，以致头部血管发生充血现象，血管壁受到的压力增大，头部可能出现发晕发胀的感觉，或者是面部浮肿。《道经》曾指出"枕高肝缩，枕下肺塞"，即是说枕过高影响肝脉疏泄，枕过低则影响肺气宣降。一般认为，高血压、肺病、心脏病、哮喘病患者不宜使用过低的枕头，颈椎病及脊椎不正的患者不宜使用高枕，否则不利于康复。

2.长宽度

古人主张枕以稍长为宜，尤其对于老年人"老年独寝，亦需长枕，则反侧不滞于一处"。枕的长度应够睡眠翻一个身后的位置，一般要长于头横断位的周长，这样可以使人在睡觉的时候自由辗转，从而保持睡眠姿势舒展，气血通畅。枕头也不宜过宽，以 15～20 厘米为宜，过宽对头颈部关节肌肉造成被动紧张，不利于保健。

3.软硬度

枕芯应选质地松软之物，制成软硬适度、稍有弹性的枕头为好，一般而言，枕芯松软，睡起来才舒适。枕头太硬使头颈与枕接触部位小，压强增加，造成头部不适；枕头太软，则难以维持正常高度，头颈项部得不到一定的支持而感到疲劳。此外，枕头的弹性应适当，枕头弹性过强，则头部不断受到外加的弹力作用，产生肌肉的疲劳和损伤。而且，弹性过大的枕头，一般总是中央高，四周低，头在枕上不稳，翻身容易滑落。

4.位置

枕头的置放位置很重要。一般仰卧时，枕应放在头肩之间的项部，使颈椎生理前凸得以维持，与床面之间的凹陷正好得以塞满；侧卧时，枕应放置于头下，（注意不要把肩部也放在枕上）使颈椎与整个脊柱保持水平位置，这样对睡眠和健康都有好处。

（二）保健药枕

药枕是改善睡眠的一项重要措施，是根据中医辨证原则，采用不同的药物加工制成枕芯做成的枕头，以达到防病治病和健身的目的。

1.药枕的保健原理

药枕中的药物应选择具有芳香走窜性质的花、叶、子等。保健原理在于枕内的中药不断挥发，一途径为中药微粒子借头温和头上毛窍孔吸收作用透入体内，通过经络疏通气血，调整阴阳；另一途径为通过鼻腔吸入，经过肺的气血交换进入体内，此所谓"闻香治病"的道理。

2. 药枕的保健作用

药枕对人体既有治疗作用，又具保健作用，可以疗疾除病协调阴阳，又可聪耳明目益寿延年。药枕的使用要贯彻"辨证"的原则，根据不同的年龄、体质、疾病和季节环境变化来辨证处方，对症施枕。例如：小儿宜选不凉不燥的小米枕，以利头部发育；老人宜选不寒不热的健身丁公枕、菊花枕；阴虚火旺体质宜选绿豆枕、黑豆枕；阳亢体质宜选夏枯草枕、蚕沙枕；耳鸣、耳聋患者可选磁石枕；目暗、目花患者可选菊花枕、茶叶枕和决明子等"明目枕"；神经衰弱者、心脏病患者可选琥珀枕、柏子仁枕；夏季暑热炽盛时，宜选竹茹枕、石膏枕。总之，药枕可"益寿延年"，是一种有效的保健品。近年来，临床上也开始用药枕来治疗一些慢性病。例如，高血压患者可选用夏枯草、菊花、绿豆衣等做枕芯，颈椎病患者可选用白芷、威灵仙、川草乌、片姜黄等活血化瘀、祛风止痛的药做枕芯。实践证明都是有一定效果的。由此可见，选用合适的药枕是有利于睡眠，有利于健康的，特别是有益于大脑的健康。

3. 药枕的保健范围及宜忌

药枕可以无病防病、有病疗病，对全身系统的器官均有影响，但一般对五官科及头面疾患效果最佳，对神经系统、呼吸系统、循环系统疾患效果亦好。药枕一般适用于慢性疾病恢复期及部分外感疾病急性期，不适于创伤、急症、传染病等。使用药枕时应注意几点事项：枕内容物宜选辛香平和、微凉、清轻之品，不宜使用大辛大热、大寒及浓烈毒之物，慎用动血、破血之品。对于药效强、药力猛的治疗性药枕，也不可滥用于常人保健。药枕内的药物如果质地过硬，要注意将其研碎；枕套也要使用轻柔透气的材质，使药效更好地发挥出来；药枕宜定期更换枕芯，以1～3个月为宜，夏天宜常晒晾，以防发霉变质。

三、其他卧具

为了寝卧安适，被褥、睡服及其他床上用品的选用也很重要。

（一）被

首先被宜柔软。《老老恒言》中说："被宜里面俱绸，毋用锦与缎，以其柔软不及也。"此外，被里还可选细棉布、棉纱、细麻布等，不宜用腈纶、尼龙、的确良等带静电的化纤品。被宜保温。盖被的目的在于御寒护阳，温煦内脏，故被内容物宜以棉花、丝绵、羽绒为最好，腈纶棉次之。丝绵之物以新为优，不宜使用超过两年。陈旧棉絮既沉又冷，易积湿气不利摄生。被宜轻不宜重。重则压迫胸腹四肢，使气血不畅，心中烦闷，易生梦惊。被宜宽大。《老老恒言》说："被取暖气不漏，故必阔大，使两边可摺。"被子宽大利于翻身转侧，使用舒适。故现代流行的睡袋不如传统被子保健性好。睡袋上口束紧，三面封闭，影响了肢体活动和皮肤新陈代谢。

（二）褥

褥宜软而厚。《老老恒言》说："稳卧必得厚褥，老人骨瘦体弱，尤须褥厚，必宜多备，渐冷渐加。"厚褥利于维持人体体表生理曲线。一般以 10 cm 厚为佳，随天气冷暖变化而增减厚度。

（三）睡衣

睡眠时换衣为好。睡衣宜宽大无领无扣，不使颈、胸、腰受束。睡衣要有一定的长度，使睡眠时四肢被覆盖，不冒风寒。睡衣选料以天然织品为好，秋冬选棉绒、毛巾布为料，春夏宜选丝绸、薄纱为料。睡衣总以宽长、舒适、吸汗、遮风为原则。

（四）睡帽与肚兜

老人冬日睡卧宜带睡帽，由棉布制成，以能遮盖住整个头顶为宜。老人不论冬夏，睡卧时宜带肚兜，对 70 周岁以上老人，应嘱其日夜不离。因老人阳气已虚，易为风寒所伤，伤腹则直中脾胃，产生腹痛、泄泻等病。

《老老恒言》说"阳光益人，且能发松诸物。褥久卧则实，隔两三宿即就向阳处晒之，毋厌其频。被亦然""不特绵絮加检，终宵觉有余暖，受益确有明验"。故一切床上用品均应勤洗勤晒，日晒起到消毒杀菌作用，还能间接使皮肤接受紫外线刺激，是很好的保健措施。尤其是婴儿的卧具更要注意卫生。因为婴儿处在寝床的时间长，出汗机能旺盛，水分丧失量比成人多，吐乳、大小便污染寝床的机会多，因此要随时注意其床铺的卫生情况，其寝床内必须保持适当的温度和干燥状态。

第五节 睡眠环境及宜忌

一、睡眠环境

睡眠环境关系着睡眠质量，因此睡眠环境应该具备以下六个要点。

（一）恬淡宁静

安静的环境是帮助入睡的基本条件之一。帮助快速入眠的环境应该是平静柔和的，而嘈杂的环境只能使人心神烦躁，难于安眠。因而卧室选择重在避声，窗口远离街道闹市，室内不宜放置音响设备等。

（二）光线幽暗

《老老恒言》说："就寝即灭灯，目不外眩，则神守其舍。"《云笈七签》说："夜寝燃灯，令人心神不安。"在灯光中入睡，使睡眠不安稳，浅睡期增多，因此睡前必须关灯。窗帘以冷色为佳。住房面积有限，没有专用卧室者，应将床铺设在室中幽暗角落，并以屏风或隔带与活动范围隔开。

（三）空气新鲜

卧室内必须要安窗，保证白天阳光充足，并且定期开窗透气，保证空气流通，以免潮湿之气、秽浊之气滞留。在睡觉时也不宜全部关闭门窗，应保留门上透气窗，或将窗户稍开。氧气充足不仅利于大脑细胞消除疲劳，而且利于表皮的呼吸功能。此外，应注意不在卧室内用餐、烧炉子，以防蚊蝇滋生和一氧化碳中毒。

（四）温湿度适宜

要想安舒静卧，温湿度适宜是入睡的重要条件。因此，要保持卧室内温湿度相对恒定，室温以 20℃为好，湿度以 40 % 左右为宜。过冷、过热或者是过于潮湿，都会引起大脑皮质的兴奋，妨碍大脑皮层抑制的扩散，从而影响睡眠。可置兰花、荷花、仙人掌等植物，此类植物夜间排出的二氧化碳甚少，且有利于温湿度调节。

（五）室内洁净

卧室内要保持清洁，室内家具越少越好，营造简朴典雅的气氛，有利于安神。床上是安心休息的地方，所以最好不要在床上工作和娱乐，保持床上干净整洁。床下也最好不要乱塞杂物，以免造成打扫不便，从而藏匿污垢。另外，最好不要在卧室内吃东西，一是避免卧室空气污浊，二是避免残渣剩饭掉落，令人感到油腻不适。

（六）被褥舒适

要想寝卧舒适，被褥、睡衣的选择至关重要。首先，被褥要宽大柔软、保温。晚上入睡前盖被御寒，保护人的阳气，以温煦内脏，因此被宜轻柔贴身，既能防寒，又能减轻对身体的压力，有助于机体的气血流畅，可以促进睡眠。其次，被褥及床上用品最好勤洗勤换，以保持其干净、松软和干燥，从而提高睡眠质量。

二、睡眠宜忌

我国古人把睡眠经验总结为"睡眠十忌"。一忌仰卧，二忌忧虑，三忌睡前恼怒，四忌睡前进食，五忌睡卧言语，六忌睡卧对灯光，七忌睡时张口，八忌夜卧覆首，九忌卧处当风，十忌睡卧对炉火。概括起来可分为三个方面。

（一）睡前禁忌

睡前不宜饱食、饥饿，又或大量饮水及浓茶、咖啡等饮料。一般认为，晚餐应在入睡前4个小时，也就是17—18时为宜。食物宜清淡、容易消化。《彭祖摄生养性论》说："饱食偃卧则气伤。"睡前亦不宜大量饮水，饮水损脾，水湿内停，夜尿增多，甚则伤肾。睡前更不宜饮兴奋饮料，烟酒亦忌，以免难以入睡。

睡前要保持思想安静，情绪平和，切忌忧虑、恼怒。睡觉时一定要专心安稳思睡，先让身心安适，再上床闭眼入眠。如果睡下之后，想入非非，甚至忧愁焦虑，对身体的损害是很大的。睡前更忌恼怒，怒则气血上涌，情绪激动，烦躁不安，神不守舍，难以成寐。不仅是恼怒，任何情志的过极变化都会引起气机失调，导致失眠，甚至疾病。

（二）睡中禁忌

寝卧忌当风，对炉火和对灯光。睡卧时头对门窗风口，易成风入脑户，引起面瘫、偏瘫。卧时头对炉火、暖气，易使火攻上焦，造成咽干目赤，甚则头痛。卧时头对灯光则神不寐。这些都是睡眠质量不高的原因。

睡卧忌蒙头而睡。用被蒙头，不仅使人呼吸困难，而且被窝还是一个小小的污染源，人呼吸时呼出大量二氧化碳，身体代谢产生的废气与出汗蒸发的汗味混合在一起，对人体是非常有害的。《千金要方·道林养性》说："冬夜勿覆其头，得长寿。"此即所谓"冻脑"之意，可使呼吸通畅，呼吸新鲜空气，使脑供氧充足，从而有利于睡眠，有利于健康。

睡卧忌张口呼吸。孙氏在书中还说："暮卧常习闭口，口开即失气。"因为张口睡眠极不卫生，冷热空气没有经过鼻腔过滤，不洁空气和灰尘等物可直接进入肺部、消化道、胃内。张口睡眠者，醒后常感到口干咽燥，喉中有痰，或恶心欲吐，肺胃部受冷空气刺激容易致病，不利于健康。

睡眠忌仰卧、俯卧，睡眠最合适的姿势是右侧卧，俯卧、仰卧都是不健康的睡眠姿势。

第六节　睡眠与做梦

一、人为什么会做梦

早在先秦时期，我国古代的一些学者就曾对梦的本质做过一些解释。《庄子》曰："梦者，阴阳之精也。心所喜怒，则精气从之。"《梦书》曰："梦者，像也，精气动也。"中医学认为，精气是人体生命活动的物质基础，而梦是精气的一种运动形式。很显然，这是一种深刻而科学的见解。

人在睡眠时对外界还保持着一定的警觉能力，大脑某些部位与外界的刺激产生一定的联系，这种警觉与外界刺激的强度一般无太大关系，而与刺激的意义密切相关。

现在科学研究证明，睡眠可分为慢波睡眠和快波睡眠两种时相，并且两种时相是相互交替进行的。当人在快波睡眠时被唤醒，就会告诉别人自己在做梦。有人曾做过试验研究，随机选择191个受试者，并且在快波睡眠中将其唤醒，有151人承认自己正在做梦，约占80％。由此可见，所谓梦是在快波睡眠中出现的必然生理现象。

一个人醒来能否知道自己做梦，这与从什么状态中醒来有密切关系。如果从慢波睡眠中醒来，就几乎对梦境毫无记忆，或者认为从未做梦；如果正好从快波睡眠中醒来，就会对梦境记忆犹新。在快波睡眠时期，大脑皮层的某些区域仍处于紧张活动状态，做梦的生理过程正是大脑皮层在睡眠时跟外界保持某种联系的结果。例如：睡觉时把手搁在胸前，可能会梦见一些怪物压住胸口而喘不过气来；白天遇到一些惊险的事，晚上可能梦见掉入深渊而惊醒；憋尿睡觉，做梦会梦见到处找厕所而找不到；心情愉快时，可能梦见鸟语花香的美景；等等。

二、做梦的意义

正常的梦是一种主动的、有积极意义的生理过程。有梦境的快波睡眠是正常睡眠中不可或缺的过程。人在睡觉时，少数神经细胞兴奋引起人做梦之时，正是多数神经细胞抑制最深之时，也是睡眠效果最好的时候。有试验证明，阻断受试者的快波睡眠，在以后几天的自然睡眠中都要得以补偿。由此可见，做梦保护了睡眠的正常进行。因此，正常的梦对人体是有益无害的。有报道指出，有梦睡眠要比无梦睡眠更能改善记忆力。做梦不仅是一种改善记忆的警觉状态，而且能够巩固和鉴别贮存的信息，所以做梦是机体的特别需要。

　　睡眠本身是有规律的，做梦也是有节律的。应该按照它本身的节律保护和促进它的正常进行，而不应该干扰和破坏这种规律。例如，长期熬夜、不规律的睡眠、爱睡懒觉、经常使用安眠药等，都会干扰和破坏做梦的节律，给睡眠带来不利影响。各种原因导致的快波睡眠时间延长，都会出现睡眠不安、噩梦不断，醒来时感到头昏脑涨、疲乏无力，长此以往则会使人患病。

　　在睡眠过程中，人体内部脏腑、组织器官的生理活动与病理过程常常刺激睡眠者而引起梦，中医学很重视某些梦对疾病的诊断意义。

第七节　失眠调养

　　失眠即各种原因导致的睡眠异常，中医称之为"不寐"，以经常不能获得正常睡眠为病症，主要表现为睡眠时间和深度的不足。轻则入睡困难，或寐而不酣，时寐时醒，或醒后不能再寐；重则彻夜不寐，常影响人的正常工作、生活、学习和健康。失眠可分为偶然性失眠与习惯性失眠。偶然性失眠不能算作疾病，它是由偶然因素引起的。长期、反复的失眠称习惯性失眠，又分为继发性和原发性两种。习惯性失眠就是病态的了。

一、失眠的分类

失眠有多种分类方法，下面将分别从西医和中医的角度对其进行分型。

（一）按现代医学最常见的失眠分类法分类

1. 起始失眠

起始失眠又称入睡困难型失眠。特点是晚上入睡困难，精力充沛，思维奔逸，上床后辗转难眠，毫无困意，久久无法成眠，直至后半夜才因极度疲劳而勉强入睡。这种类型的失眠占大多数，大多由生活紧张、忧虑、焦急和恐惧引起，通常是"猫头鹰型人"，以年轻人和神经官能症的人多见。

2. 间断失眠

间断失眠又称熟睡困难型失眠。特点是睡眠程度不深，夜间常被惊醒，醒后久久无法再眠。这种类型人通常更为焦虑、痛苦。常见于身体虚弱、消化不良的中年人及有个性心理特点的人。

3. 终点失眠

终点失眠又称睡眠早醒型失眠。特点是早早醒来，后半夜醒后即再难入睡。白天精神状态差，常常打盹，至下午精神才好转，常见于动脉硬化和高血压患者及年迈的老人，也可由精神忧郁引起。由于个人睡眠规律与类型的不同，因此诊断失眠还应参照睡眠质量标准。有的老年人素来醒得很早，醒后十分精神，白天不觉疲劳，尽管少眠，但不属于失眠范围。

（二）从中医辨证论治的角度分类

1. 肝郁化火

多由恼怒、烦闷而生，导致肝郁化火，上扰心神。表现为少寐、急躁易怒、目赤口苦、大便干结、舌红苔黄、脉弦而数。

2. 痰热内扰

痰热内扰常由饮食不节、暴饮暴食、恣食肥甘生冷或嗜酒成癖引起，导致湿食成痰，郁痰生热，扰动心神。表现为不寐、头重、胸闷、心烦、嗳气、吞酸、不思饮食、苔黄腻、脉滑数。

3. 阴虚火旺

阴虚火旺多因身体虚精亏、纵欲过度，使肾水亏虚，不能上济于心，心火炽盛，不能下交于肾。表现为心烦不寐、五心烦热、耳鸣健忘、腰膝酸软、咽干少津、舌红、脉细数。

4. 心脾两虚

由于年迈体虚，劳心伤神或在久病大病之后，引起气虚血亏、心神失养、神不安舍。表现为多梦易醒、头晕目眩、神疲乏力、面黄少华、舌淡苔薄、脉细弱。

5. 心胆气虚

心胆气虚由于突然受惊，或耳闻巨响，目睹异物，或涉险临危，而使心虚胆怯，心神失养，神魂不安。表现为虚烦不寐、噩梦惊扰、夜寐易醒、胆怯心悸、遇事易惊、气短自汗、舌淡、脉细弦。

二、失眠的原因

中医认为失眠的基本病机是"阳盛阴衰，阴阳失交，脏腑不和"，主要部位在心，与肝、脾、肾有密切关系。现代医学认为，失眠是大脑兴奋与抑制过程中平衡失调的结果，也就是大脑抑制活动减弱，而兴奋活动增加，长期如此则形成了睡眠功能障碍。具体分析起来原因有很多。

（一）起居失常

生活不规律、劳逸失度、缺乏良好的睡眠习惯、生活节律紊乱，而造成晨昏颠倒，破坏了睡眠的觉醒节律，或者是过饱过饥、睡前喝茶及咖啡等兴奋性饮料，使自主神经系统紊乱，是失眠常见的原因。

（二）心理因素

中医称此类因素为情志过极，白天过度紧张或整日忧心忡忡、恼怒、恐惧、抑郁，都能造成大脑皮层兴奋抑制失常，以致夜晚失眠。临睡前大怒大喜或激动悲伤亦可造成大脑局部兴奋灶强烈而持久的兴奋，引起失眠。有些人甚至是因为对失眠的恐惧而产生了失眠。心理因素而导致失眠者，亦占相当部分。

（三）身体因素

任何来自身体的不适，都有可能导致失眠，如疼痛、瘙痒、呼吸不畅等。

（四）环境因素

不良的卧室环境也能引起失眠，如噪声、空气污染、蚊蝇骚扰、强光刺激、大寒大暑、地域时差的变化等。

（五）药物因素

长期服用一些药物而产生了一定的依赖性，一旦停止则导致失眠。例如，长期服用安眠药，一旦戒掉，就会出现戒断症状，或者是服用中枢兴奋药物导致失眠，如减肥药苯丙胺等。

（六）性格因素

另外，失眠和性格也有一定的关系，性格坚定刚毅、心胸开朗乐观、懂得合理安排时间的人，就不容易失眠；相反，性格优柔寡断、多愁善感、精神负担过重的人就容易出现失眠。

三、失眠的危害

失眠的危害是显而易见的，从短期效应来看，睡眠不足直接影响的是第二天的工作与学习，表现为精神萎靡、疲惫无力、情绪不稳、注意力不集中。从长远效应来看，危害更是巨大和深远的。例如，大多数患者长期失眠，越想睡越睡不着，越急越睡不着，易引发焦虑症。同时，失眠对于很多人来说都存在诱发某种潜在疾病的可能，如自主神经功能失调、神经功能亢进等，出现手脚心多汗、心悸、心跳快、呼吸急促、肌肉收缩、颤抖、尿急尿频、胸部有压迫感、腹胀而泻、咽部有阻碍感、多汗、四肢没力麻木等症状。失眠对人的社会性也会造成极大的危害，由于长期陷入对睡眠的担心与恐慌中，人会变得多疑、敏感、易怒，以及缺乏自信，这些势必影响人在家庭和工作中各方面的人际关系，从而产生孤独感、挫败感。同时，失眠在对人的精神产生影响后，很容易导致器质性的疾病，还会使人免疫力下降。失眠使人的身体消耗较大，生长素的分泌主要在晚上睡着后，因此少年儿童的失眠会减少生长素的分泌，不利于身体的生长发育。

四、失眠的防治

防治失眠，自古至今方法很多，概括介绍如下。

（一）病因防治

对于身体因素、起居失常、环境因素等造成的失眠，宜采用病因疗法，即消除失眠诱因。对身患各种疾病从而影响安眠的患者，应当首先治疗原发病，再纠正继发性失眠。

（二）心理防治

要保持乐观的心态，平素宜加强精神修养，遇事乐观超脱，不过分追求名利，是避免情志过极造成失眠的良方。青年人则应学会驾驭自己的情感，放松思想；老年人则要学会培养对生活的浓厚兴趣，每天对生活内容做出紧凑的安排，防止白天萎靡不振。

心理治疗可分为认知调整、行为疗法、催眠疗法和自我暗示。其中，最方便的就是自我暗示法，可以在上床后通过语言暗示或者是情景暗示给自己进行心理暗示，达到睡眠的目的。长期坚持进行这种的自我训练，可以形成良好的条件反射，上床就睡着。

（三）运动防治

《老老恒言》中说："盖行则身劳，劳则思息，动极而反于静，亦有其理。"体育锻炼不仅能改善体质，加强心肺功能，使大脑得到更多新鲜血液，而且有助于增强交感与副交感神经的功能稳定性，对防治失眠有良好作用。一般在睡前2小时左右可选择一些适宜项目进行锻炼，以身体发热微汗出为度。在临睡前可调节呼吸，使呼吸深、长、缓、匀，每次20～30分钟，同时可配合心理暗示。

（四）药物防治

安眠药治疗失眠应用面最广，但一般来说，不到不得已时不宜使用，或尽量少用。安眠药一经服用往往会产生依赖性、成瘾性，对肝、脑及造血系统有不良作用，易发生药物中毒反应，安眠药还打乱了睡眠周期节律，影响脑力恢复。所以安眠药偶尔、短期服用较好，中老年人及失眠不严重的人宜选中成药。

（五）食物防治

失眠者可适当服用一些有益睡眠的食物，如蜂蜜、桂圆、牛奶、大枣、木耳等，还可配合药膳保健。药膳种类很多，可根据人的体质和症状辨证选膳。常用药膳有莲子百合瘦肉粥、山药牛奶羹等。

（六）穴位按摩防治

失眠者躺在床上可以进行穴位按摩，如按揉双侧内关穴、神门穴、足三里穴及三阴交穴，左右交替揉搓涌泉穴等都有助于催眠。

另外，睡前可以通过泡脚、洗澡舒缓神经，使身体达到最放松的状态。

第五章　中医药健康促进——穴位摄生

第一节　针刺、艾灸、推拿按摩的意义

　　针刺、艾灸、推拿三种方法的不同之处，在于使用的工具、实施的手法及形式。就其作用而言也有所侧重。针刺法是用不同的针具刺激人体的经络、俞穴，通过实施提、插、捻、转、迎、随、补、泻等不同的手法，达到激发经气、调整人体机能的目的。其所用工具为针，使用方法为刺，以手法变化来达到不同的效果。灸法则采用艾绒或其他药物，借助药物烧灼、熏熨等温热刺激，以温通气血。其所用物品为艾绒等药物，使用方法为灸，以局部温度的刺激来达到调整机体的作用。按摩则是用手指、掌或辅助按摩器械对人体的经络、俞穴、肢体、关节等处，施以按、点、揉、搓、推、拿、抓、打、压等手法，以舒筋活血，和调表里。三种方法其实均以手法为主，是以不同手法达到不同目的。三种方法各有特长，针刺有补有泻，灸法长于温补、温通，按摩则侧重于筋骨关节，属于中医外治法中三种不同类型的方法。

　　针、灸、按摩，方法各有不同，但其基本点是相同的，都以中医经络学说为基础，以调整经络、刺激俞穴为基本手段，以激发营卫气血的运行，从而起到和阴阳、养脏腑的作用，它们对人体健康都有共同的意义。

一、增强心脏功能

　　长期坚持穴位治疗，可加速血液运行，使心肌发达、延缓心脏衰老，扩张冠状动脉、使血流量增加，故能促进血氧和营养物质的吸收，使心脏得到充分的营养，从而防治冠心病、脉管病、肌肉僵直，以及手足麻木、痉挛和疼痛等。尤其老年人，坚持穴位治疗，可降低血中尿酸水平，预防血小板聚集，避免发生血管栓塞。

二、调节神经功能

　　穴位刺激后能改善大脑皮质的兴奋和抑制过程，解除大脑的紧张和疲劳，

能调节胰岛素和肾上腺素的分泌，降低血糖，防治糖尿病和肥胖病等。

三、增强抗病能力

刺激穴位能加速血液流通，使代谢旺盛，促进消化吸收和营养代谢，保持肺组织的弹性，提高肺活量，从而提高人体对疾病的防御能力。

四、消炎、消肿、止痛

按摩穴位或艾灸等能促进血液循环，使按摩部位毛细血管舒张，促进炎症渗出物的吸收，使病变局部的水肿和瘀血消散。按摩可降低大脑皮质对疼痛的感受性，故可起镇痛作用。

五、减少脂肪堆积

针刺可使体内多余的脂肪转化成热量，减少脂肪的堆积，从而起到减肥的作用。按摩还可以使人体表面的毛细血管扩张，增加皮肤的营养供应，增强皮肤的弹性和光洁度，减少皱纹，使松弛干燥的皮肤逐渐变得有光泽和富有弹性。改善皮肤表面汗腺和皮脂腺的分泌，减轻色素沉着，起到美容养颜的效果。

在中医摄生的实际应用中，三者配合使用会对摄生保健起到更好的疗效。欲获近期效果时，可用针法。然而对禁针的穴位，或不宜针法者，则可用灸。灸法往往较缓而持久，欲增强其效果，亦可配以针法。针而宜温者，可针、灸并施。不宜针、灸者，可用按摩法。

第二节　针刺

一、针刺的机理

在两千多年前，中国诞生了第一部医学巨著——《黄帝内经》。其中，有一个重要的概念贯穿全书，那就是经络。

经络是构成人体的重要组成部分，它以十二正经为主体，通过络脉和奇经八脉的沟通、调节作用，将人体脏腑、肢节、筋肉、皮肤有机地联系起来，并与自然环境保持密切联系，以维持机体的正常生命活动。经络学说是指导临床各科防病治病的理论依据之一，在中医摄生学中占有重要地位。针刺摄生就是通过经络所具有的这种传导内外感应的生理机能，实现补虚泻实、调节脏腑、平和阴阳，从而达到防病健身的目的。

二、针刺保健的概念

针刺保健，即是用毫针刺激一定的穴位，运用迎、随、补、泻等针刺手法以激发经气，使人体新陈代谢机能旺盛，达到强身健体、益寿延年的目的。

针刺保健与针刺疗疾的方法相同，但各有侧重。保健而施针刺，着眼于强壮身体，增进机体代谢能力，旨在摄生延寿；治病而用针法，着眼于纠正机体阴阳、气血的偏盛偏衰，扶正祛邪，意在去病除疾。因而，用于保健者，在选穴、施针方面，亦有其特点。选穴则多以具有强壮功效的穴位为主；施针的手法要和缓，刺激强度宜适中，选穴亦不宜过多。

三、针刺保健的作用

针刺之所以能够摄生，是因为刺激某些具有强壮效用的穴位，可以激发体内的气血运行，使正气充盛，阴阳协调。

四、刺法原则

（一）配穴

针刺保健，可选用单穴，也可选用几个穴位为一组进行。欲增强某一方面机能者，可用单穴，以突出其效应；欲调理整体机能者，可选一组穴位，以增强其效果。在实践中，可酌情而定。

（二）施针

摄生益寿，施针宜和缓，刺激强度适中，不宜过大。一般说来，留针不宜过久，得气后即可出针。针刺深度也应因人而异，年老体弱者及小儿，进针不宜过深；形盛体胖之人，则可酌情适当深刺。

（三）禁忌

对大血管所过之处、重要的关节应禁刺或慎刺；乳中、神阙、箕门、水分等禁针穴不可针刺；过饥、过饱、酒醉、大怒、大惊、劳累过度等状态下不宜针刺；孕妇及身体虚弱者不宜针刺。

五、针刺保健的常用穴

现将一些常用的摄生保健穴位介绍如下。

（一）足三里

足三里位于外膝眼下 3 寸，胫骨前嵴外一横指处。足三里是全身性强壮要穴，可健脾胃、助消化、益气增力，可提高人体免疫机能和抗病能力。刺法，用毫针直刺 1～3 寸，可单侧取穴，也可双侧同时取穴。常人针刺得气后，即可出针。年老体弱者，则可适当留针 5～10 分钟。隔日一次或每日一次。

（二）曲池

曲池位于肘外辅骨。曲肘成直角，肘横纹外端与肱骨外上髁连线的中点即为此穴。此穴具有调整血压、防止老人视力衰退的功效。刺法，用毫针直刺 0.5～1 寸，针刺得气后，即可出针。体弱者可留针 5～10 分钟。每日一次，或隔日一次。

（三）三阴交

三阴交位于足内踝高点上 3 寸，胫骨内侧面后缘。此穴对增强腹腔诸脏器，特别是生殖系统的健康，有重要作用。刺法，用毫针直刺 1～1.5 寸，针刺得气后，即可出针。体弱者，可留针 5～10 分钟。每日一次，或隔日一次。

（四）关元

关元位于脐下 3 寸。本穴为保健要穴，是人体重要强壮穴之一。此穴对泌尿、生殖系统及人体免疫机能有良好的调整作用。刺法，直刺 0.5～1.5 寸，得气后即可出针。每周针 1～2 次。

（五）气海

气海位于脐下1.5寸，是人体元阳会聚之处，为生命之本源，为保健要穴。本穴有培补元气、益肾固精的作用。刺法，直刺0.5～1.5寸，得气后，即可出针，可与足三里穴配合施针。每周1～2次，具有强壮作用。

六、自我点穴法

（一）明目醒脑穴：风池

中医讲"头目风池主"，就是因为风池穴能治疗大部分风病。风池穴位于后颈部，后头骨下，两条大筋外缘陷窝处，与耳垂齐平，常与攒竹穴、太阳穴、睛明穴、四白穴等配合，治疗眼部疾病，缓解眼部症状。按揉以上穴位，同时配合颈椎矫治，对治疗近视眼有很好的疗效。此外，按揉风池穴和周围肌肉，可以有效地缓解颈椎病，以及外盛感风寒、内外风邪引发的头痛及长时间低头工作导致的颈部疲劳。工作间隙轻叩风池穴，可起到提神醒脑、消除疲劳的作用。

（二）养胃穴：中脘

中脘穴在腹部正中线上，胸骨下端与肚脐连接线中点处，按压时会有酸痛感。胃不好的人可以常按中脘穴。急性胃刺痛患者可点按中脘穴，用手指按压10秒，松开，再压，如此反复，三五分钟就可缓解症状；慢性胃不适患者可按揉中脘穴，用手掌轻揉，可促进消化；急性胃肠炎患者在按揉中脘穴的同时，还可以按揉天枢穴（位于肚脐旁2寸处）、大巨穴（位于脐下2寸旁开2寸），配合治疗。

（三）补肾固元穴：关元

肚脐以下3寸（约为除拇指外四根手指并拢的宽度）处就是关元穴。按揉关元穴可补充肾气，延缓衰老。对男性来说，按揉关元穴可以缓解肾虚、腰酸、掉发等问题。对女性来说，按揉关元穴可以治疗和缓解很多妇科病。在按揉关元穴前，要先搓热手掌，将掌心对准腹部的关元穴做搓揉的动作，由轻到重，直到感觉发热。

（四）养护心脏穴：内关

伸开手臂，掌心向上，握拳并抬起手腕，可以看到手臂中间有两条筋，内关穴就在离手腕距离两个手指宽的两条筋之间。按揉内关穴有助于血气畅通，用大拇指垂直往下按，每次按揉 3 分钟左右，直至局部感到酸麻。除了保护心脏，内关穴还是个救急的穴位，在患者突发心脏病时，先让患者平躺，在等待急救期间，配合按揉内关穴可起到缓解疼痛的效果。此外，按揉内关穴还能缓解头疼、口干、嗓子疼、颈椎病、肩周炎、腰部疼痛等病症。

（五）清热止痛穴：合谷

合谷穴又称虎口，位于拇指和食指合拢后，隆起肌肉最高处。合谷穴有清热解表、镇静止痛的作用，对头面部疾病有很好的缓解和治疗作用。由风热感冒引起的头痛发烧、上火牙疼，吃药不能马上见效，则均可通过指压合谷穴来缓解，力道以感到酸、麻、胀为宜。如果伴有发烧，可用瓷汤勺刮颈后部皮肤或用手指揪拉周围皮肤，直到发红发紫，有助于排出热毒，较快退烧。

（六）解腰背酸痛穴：委中

委中穴位于膝内窝腘窝处中点。中医讲"腰背委中求"，长期久坐、姿势不当造成腰背和肩膀不舒服的上班族或常感腰酸背痛的老年人，常按委中穴可以通畅腰背气血。按揉委中穴时，力度以稍感酸痛为宜，一压一松为 1 次，一般可连续按压 20 次左右。值得提醒的是，肾虚引起的腰痛还应以补肾为本。

（七）舒筋活络穴：阳陵泉

阳陵泉在小腿上，找它的时候要端坐不动，用手摸腿，膝关节外下方有一个突起，叫腓骨小头，腓骨小头前下方的凹陷就是阳陵泉的位置。平时按揉阳陵泉，再配合活动肩膀，可以缓解肩膀周围的疼痛。此外，阳陵泉还对乳房胀痛、两肋胀痛，肋间神经痛有缓解作用。

（八）"全能"穴：足三里

民间一直有"常按足三里，胜吃老母鸡"的说法，足三里的位置在外膝盖窝下方 3 寸。中医有"肚腹三里留"的要诀，说的是如果有肚腹部的疾病，如慢性胃肠炎、慢性腹泻、胃寒等，都可以按揉足三里。另外，足三里对高血压、冠心病、肺心病、脑出血、动脉硬化等心脑血管疾病也有很好的预防作用。白领和亚健康人群，每天按压足三里 10 分钟，能减轻工作压力，缓解疲劳。

（九）滋阴养颜穴：三阴交

三阴交被称为女人的穴位，位于小腿内侧，脚踝骨的最高点上 3 寸处。按揉三阴交，有助于打通人体淤塞，保养子宫和卵巢，还有调月经、除斑、祛皱、祛痘，以及治疗皮肤过敏、皮炎、湿疹的作用。从经期前 3 天开始，每天按揉三阴交，坚持 3 个月，可以缓解月经不调、痛经等问题。按揉时，将拇指直立放在穴位上，先向下按压再揉，每次 1 分钟左右，停歇后再揉。因为按揉三阴交有调畅人体气血运转的作用，所以不适合孕妇。

（十）安神健体穴：涌泉

涌泉穴为肾经之首，位于足底，在足掌的前 1/3 弯曲脚趾时的凹陷处。民间有"三里涌泉穴，长寿妙中诀；睡前按百次，健脾益精血"的说法。每天洗脚后，用双手大拇指摩挲两足底涌泉穴 10 分钟左右，有助于睡眠。神经衰弱的人，可将时间延长至半个小时。天气转暖后，可赤脚或穿袜在鹅卵石路上散步，刺激涌泉穴。

平常按揉穴位可以治疗和缓解疾病，有摄生保健的作用，但并不意味着包治百病。除了局部按揉，还要调整全身的状况。值得注意的是，穴位按揉虽然简单有效，也并不是人人都适合，尤其是孕产妇和体弱者要在医生的指导下进行，不要随意尝试。

第三节　灸法摄生

一、保健灸法的概念

灸法，是针灸学的重要组成部分。所谓灸法，是利用某种药物放置在体表的穴位患处，进行烧灼、熏熨、贴敷，借灸火的温和热力与药物的作用，以刺激身体的一定穴位、患病部位，通过经络的传导，温和气血、扶正祛邪、调整人体生理功能平衡，达到防病治病、摄生保健目的的一种外治方法。

保健灸法流传已久。《扁鹊心书》中即指出："人于无病时，常灸关元、气海、命门、中脘，虽未得长生，亦可得百余岁矣。"说明古代摄生家在运用灸法进行摄生方面，已有丰富的实践经验。时至今日，保健灸法仍是广大群众所喜爱的行之有效的摄生方法。

灸法的特点是"针所不为，灸之所宜"，对于使用针刺、药物等方法治疗无效果或者效果不理想的病症，采用灸法往往可获得较满意的疗效。

二、灸法的材料

（一）艾

施灸材料，古时均以艾叶为主。艾为辛温阳热之药，其味苦、微温、无毒，是多年生菊科草本植物，具有散寒止痛、温经通络、活血止血的作用。灸用以陈旧艾叶为佳。艾叶加工成艾绒以作为施灸的材料，有其他材料不可比拟的优点，其内含纤维质较多，水分较少，同时还有许多可燃的有机物，易于燃烧。点燃后，置于施灸穴位之上，热力持久而深入，温热感直透肌肉深层，有非常好的临床疗效。因而，艾是灸法理想的原料。

（二）其他易燃生热的灸料

灯心草又名灯芯草，为多年生草本植物。灯心草蘸油点燃，在患者身上灼烫，谓之灯火灸。

硫黄为天然硫黄矿或含硫黄物的提炼品。将硫黄置于疮面上点燃施灸，谓之硫黄灸。

桑枝为蔷薇科植物桑的嫩枝。用燃着的桑枝施灸，谓之桑枝灸。

此类灸料还包括黄蜡、竹茹、桃枝、麻叶等。

（三）具有芳香或刺激性的灸料

具有芳香或刺激性的灸料多是对皮肤有刺激性的药物，将其敷于穴位上或患处，皮肤起水泡或仅局部充血潮红，通过这种刺激达到治疗的目的。常用的灸料有大蒜、生姜、葱白、白胡椒、吴茱萸、白芥子等。

三、保健灸法的方法

艾灸从形式上分，可分为艾炷灸、艾条灸、温针灸三种；从方法上分，又可分为直接灸、间接灸和悬灸三种。保健灸则多以艾条灸为常见，而直接灸、间接灸和悬灸均可采用。

根据体质情况及所需的摄生要求选好穴位，将点燃的艾条或艾炷对准穴位，使局部感到有温和的热力，以感觉温热舒适，并能耐受为度。

艾灸时间可为 3～5 分钟，最长为 10～15 分钟。一般说来，健身灸时间可略短，病后康复施灸时间可略长。春、夏二季，施灸时间宜短，秋、冬宜长。四肢、胸部施灸时间宜短，腹、背部位宜长。老人、妇女、儿童施灸时间宜短，青壮年则时间可略长。

施灸的时间，传统方法多以艾炷的大小和施灸壮数的多少来计算。艾炷是用艾绒捏成的圆锥形的用量单位，分大、中、小三种。如蚕豆大者为大炷，如黄豆大者为中炷，如麦粒大者为小炷。每燃烧一个艾炷为一壮。实际应用时，可据体质强弱而选择。体质强者，宜用大炷；体弱者，宜用小炷。

四、保健灸法的作用

（一）温通经脉，行气活血

《素问·刺节真邪论》说："脉中之血，凝而留止，弗之火调，弗能取之。"气血运行具有遇温则散、遇寒则凝的特点。灸法其性温热，可以温通经络，促进气血运行。

（二）培补元气，预防疾病

《扁鹊心书》指出："夫人之真元乃一身之主宰，真气壮则人强，真气虚则人病，真气脱则人死，保命之法：灼艾第一，丹药第二，附子第三。"艾为辛温阳热之药，以火助之，两阳相得，可补阳壮阳，真元充足，则人体健壮，"正气存内，邪不可干"，故艾灸有培补元气、预防疾病之作用。

（三）健脾益胃，培补后天

灸法对脾胃有着明显的强壮作用，《针灸资生经》指出："凡饮食不思，心腹膨胀，面色萎黄，世谓之脾胃病者，宜灸中脘。"在中脘穴施灸，可以温运脾阳，补中益气，常灸足三里，不但能使消化系统功能旺盛，增加人体对营养物质的吸收，以濡养全身，亦可获得防病治病，抗衰防老的效果。

（四）升举阳气，密固肤表

《素问·经脉篇》云："陷下则灸之。"气虚下陷，则皮毛不胜风寒，清阳不得上举，因而卫阳不固，腠理疏松。常施灸法，可以升举阳气，密固肌表，抵御外邪，调和营卫，起到健身、防病治病的作用。

五、灸法的禁忌

（一）禁灸部位

古代文献对此记载不甚一致，从现代解剖学角度看，人体的重要脏器、大血管附近、睾丸、乳头、阴部及妊娠妇女的腰髋部和下腹部等均不可灸；颜面部不宜直接灸，防止形成瘢痕，有碍美容；关节活动部位不宜瘢痕灸，避免化脓、溃烂，不易愈合。

（二）禁灸病症

灸法主要是借温热刺激达到调整机体功能和治疗疾病的目的。因此，凡外感温热、阴虚内热之证而见脉搏跳动转快者，一般不宜施灸。对于高热、抽风、昏迷等患者也不宜灸治。

对于过劳、过饥、过饱、酗酒、大惊、大怒、大渴、大汗者，不宜马上施用灸法。

六、灸法的常用穴位

一般说来，针刺保健的常用穴位，大都可以用于保健灸法。同时，也包括一些不宜针刺的穴位。

（一）足三里

常灸足三里，可健脾益胃，促进消化吸收，强壮身体，改善人体的免疫功能。古人多灸此穴以预防中风，为中老年人保健要穴。用艾条、艾炷灸均可，可 5 ～ 10 分钟。

（二）神阙

神阙位于当脐正中处，又名脐中。此为保健要穴，具有温补元阳、健运脾胃、益气延年之功效。《扁鹊心书》指出："依法熏蒸，则荣卫调和，安魂定魄，寒暑不侵，身体开健，其中有神妙也，……凡用此灸，百病顿除，益气延年。"本穴灸法有隔盐灸、隔姜灸、神阙熏脐法。前两种方法每次 3 ～ 5 壮，隔日 1 次，每月 10 次，每天 21 时灸之为佳。神阙熏脐法多用于身体虚弱者，可强健脾胃功能，预防疾病。

（三）膏肓

膏肓位于第四胸椎棘突下旁开 3 寸处。常灸膏肓穴，有强壮作用。用艾条灸，可 15 ～ 30 分钟，艾炷灸 7 ～ 15 壮。

（四）中脘

中脘位于脐上四寸处。此穴为强壮要穴，具有健脾益胃、培补后天的作用。一般可灸 7 ～ 15 壮。

（五）涌泉

脚趾卷曲，前脚掌中心凹陷处即为此穴。此穴有补肾壮阳、养心安神的作用。

常灸此穴，可健身强心，有益寿延年之功效。一般可灸 3 ～ 7 壮。

（六）大椎

大椎位于第七颈椎棘突下凹陷中。常灸此穴，有强壮作用，多以艾炷灸，灸 5～10 壮，温灸，可 10～20 分钟。

（七）关元

关元位于脐中下 3 寸，前正中线上。常灸此穴，有强身保健作用，用艾条、艾炷灸均可，时间以肌肤透热为宜。

（八）其他

如针刺保健中所列曲池、三阴交、关元、气海等穴，均可施灸，具有强身保健功效。

第四节 推拿按摩摄生

一、推拿摄生的概念

推拿摄生法，是我国传统的保健摄生方法之一，古称"按跷"。《素问·异法方宜论篇》曰："中央者，其地平以湿，天地所以生万物也众，其民食杂而不劳，故其病多痿厥寒热，其治宜导引按跷。"它是通过运用手和肢体的技巧，按摩人体一定部位或穴位，从而达到防病保健、却病延年的目的，也称保健按摩。

由于保健按摩法简便易行，疗效安全可靠，深受历代摄生家的热爱和重视，将其作为益寿延年的常用方法，得以不断积累、整理、流传下来，成为深受广大群众喜爱的摄生健身措施。

二、推拿按摩的作用

保健按摩主要是通过对身体局部刺激，促进整体新陈代谢，从而调整人体各部分功能的协调统一，保持机体阴阳相对平衡，以增强机体的自然抗病能力。达到舒筋活血、健身、防病之效果。

三、推拿按摩的注意事项

（一）推拿按摩的一般顺序

人体有 14 条经脉，其中有 8 条经脉经过头面部，头面部是人体比较敏感的部位，背部督脉是诸阳经、经脉的总纲，背部俞穴又是协调脏腑功能的主要刺激点，故最佳按摩摄生的程序是先背部后头部。

周身按摩一般顺序：受术者俯卧位，先按摩背部，下肢前侧；然后受术者仰卧位，按摩上肢，胸腹部，下肢前侧；最后按摩头面部。

（二）推拿按摩时的注意

1. 用力恰当

注意按摩力度先轻后重，轻重适度。力度过小起不到应有的刺激作用，力度过大则易产生疲劳，且易损伤皮肤。

2. 循序渐进

按摩手法的次数要由少到多，推拿力量由轻逐渐加重，推拿穴位可逐渐增加。

3. 应用介质

按摩摄生法在施术时可选用一定的药物作为润滑剂，如按摩乳、茶油、滑石粉、香油等。

4. 持之以恒

无论是用按摩来保健，还是来防治疾病，都不是一朝一夕的事，必须积以时日，才能逐渐显出效果来，所以应有信心、耐心和恒心，还需要身体的逐步适应和配合，不可操之过急。

5. 掌握时机

在应用中应掌握按摩保健的时间，每次以 20 分钟为宜。最好早晚各 1 次，如清晨起床前和临睡前。

6. 观察反应

在实施按摩时，应注意观察被施术者自身的各种反应，并进行适当的调整。从未接受过按摩的人，肌肉初时对痛楚的容忍度往往较低，尤其是接受脚底按摩的人，按摩后的一两天肌肉往往会继续作痛。不过，痛楚并不等于见效。假如痛楚持续，首先要查看一下身上有否出现瘀血，一种可能是按摩过程中弄伤了血管，引致内出血。另一种可能是骨骼错位，应立即求助专业人员给予正确处理。

7. 推拿按摩的禁忌

推拿疗法虽然适应证很广泛，但是并不能治百病，如果使用不当，则有使病情恶化的可能。一般认为有以下情况者不适合选用推拿按摩治疗。

（1）严重的心、脑、肺疾病患者或极度衰弱者，不能承受推拿手法的刺激。

（2）有出血倾向或血液病的患者，手法刺激可能导致组织内出血。

（3）局部有严重皮肤损伤或皮肤病的患者，推拿手法可使皮肤损伤加重。恶性肿瘤者的局部，易引起肿瘤扩散。

（4）骨关节、骨髓炎、骨肿瘤、严重的骨质疏松症、骨折患者。

（5）诊断不明确的急性脊柱损伤或伴有部分截瘫者。

（6）急性传染病患者。

（7）妊娠3个月以上的孕妇的腹部、腰部及合谷、至阴等敏感穴位，手法刺激有引起流产的可能。

（8）精神病患者不能与医生合作，不宜进行推拿治疗。

（9）过于饥饿和酗酒者暂不宜推拿。

四、常用的推拿按摩手法

（一）按法

按法是用拇指或掌根按压体表一定的部位或穴位，逐渐用力，深压捻动。以拇指指端或指腹按压体表，称为指按法；用掌按压，称为掌按法。

按法有安心宁神、镇静止痛、开通闭塞、矫正畸形的作用。适用于全身各个部位。

（二）摩法

摩法是用手掌掌面或食指、中指、环指指面附着于体表一定部位上，以腕关节连同前臂做环形的有节律的抚摩。

一般用掌面抚摩者，称为掌摩法；指面附着于一定部位之上者，称为指摩法。运用摩法要注意肘关节微屈，腕部放松，指掌自然伸直，着力部分要随着腕关节连同前臂做盘旋活动，用力自然，每分钟 120 次左右。摩法不宜急，不宜缓，不宜轻，不宜重，以中和之意施之。本法刺激轻柔缓和，是按摩胸腹、胁肋部常用手法。常用于脘腹冷痛、食积、胀痛、厥心痛、肺气肿、气滞及胸肋迸伤等症。有理气和中、消积导滞、行气活血、消淤散肿等作用。

（三）擦法

擦法是用手掌面、大鱼际或小鱼际部分着力于一定部位上，进行直线来回摩擦。擦法操作时腕关节要伸直，使前臂与手接近相平，手自然伸开，注意着力部分要紧贴皮肤，但不能硬用压力，以免损伤皮肤；擦时应直线往返，用力要稳，动作要均匀连续，一般速度每分钟100～120次。本法刺激柔和、温热，适用于胸腹、腰背、四肢。常用于脾胃虚寒所致胃脏冷痛、颈项酸、手臂僵硬麻木等症。

（四）滚法

滚法分为侧掌滚法和握拳滚法。通过腕关节的外伸、外旋的连续活动，使产生的力持续作用于治疗部位上，称为侧掌滚法；握拳，用食指、中指、环指和小指的第二指关节凸起部着力滚动，称为握拳滚法。

滚法压力较大，接触面较广，适用于肩背、腰臀及四肢等肌肉丰厚的部位。滚法有舒筋活血、滑利关节、缓解肌筋痉挛、增强肌筋活力、促进血液循环、消除肌肉疲劳等作用。常用于风湿疼痛、麻木不仁、肢体瘫痪、运动功能障碍等症。

（五）推法

用手掌或手指向下、向外或向前推挤患者肌肉，叫作推法。

操作者放松上肢，肘关节微屈下垂，腕关节自然微屈，拇指着力，以螺纹面螺旋式向前推动；向后回旋，压力均匀，一推一回，动作灵活。

运用推法要注意推时用力要稳，速度要缓慢，着力部分要紧贴皮肤。本法可在人体各部使用。常用于外感头痛、神经性头痛、脾胃不和与风湿疼痛等症。有消积导滞、解痉镇痛、消淤散结、通经理筋、消肿活血等作用。

（六）揉法

用手指或手掌，贴在患者皮肤等有关部位、压痛点或穴位处不移开，进行左右、前后的内旋或外旋揉动，使施治部位的皮下组织随着施治的指或掌转动的方法，叫作揉法。

运用本法要注意手腕放松以腕关节连同前臂一起做回旋活动，腕部活动幅度可逐步扩大，压力要轻柔，一般速度每分钟120～160次。本法有宽胸理气、消积导滞、活血化瘀、消肿止痛等作用。

（七）搓法

搓法是用双手的掌面挟住一定部位，相对用力做快速搓揉，并同时上下往返移动。运用搓法要注意双手用力对称，搓动要快，移动要慢。本法具有调和气血、舒筋通络的作用。适用于腰背、胁肋及四肢部，以上肢部为常用，一般作为推拿治疗的结束手法。

（八）拍击法

用虚掌拍打患者身体表面的方法称为拍法。用虚拳、掌根、掌侧、小鱼际叩击患者身体表面的方法，叫作击法。因为两者动作相似，故合为拍击法。

操作者腕关节的活动要灵活，用力要轻巧，有弹性。双手进行时，动作要协调。拍法适用于头、肩、背、腰及四肢；击法用力较拍法重，可达肌肉深层、关节和骨骼，主要用于肌肉丰厚的部位，如臀部、大腿和腰髓部。

（九）抖法

抖法是用双手握住患者上肢或下肢远端，微用力做连续的小幅度的上下颤动，使其关节有松动感。运用抖法时抖动幅度要小，频率要快。本法可用于四肢部，以上肢为常用，常与搓法配合，作为推拿治疗的结束手法。本法具有疏通经络、调和气血、松解粘连、梳理肌筋、滑利关节的作用。常用于急性腰扭伤、椎间盘突出，以及肩和肘等关节的功能障碍。

（十）摇法

摇法是用一手握住关节近端的肢体，另一手握住关节远端的肢体，做缓和回旋的转动。摇法根据所摇部位有颈项部摇法、肩关节摇法、髋关节摇法、踝关节摇法等方法。摇法用力要柔和，不可使用暴力和超过生理限度。本法适用于四肢关节及颈项等部位。有滑利关节、增强关节活动功能的作用，常用于关节强硬、屈伸不利等症。

（十一）掐法

用手指甲尖，在患处一上一下重按穴位，或两手指同时用力抠掐，同时又不刺破皮肤的手法，叫作掐法。

掐法是重刺激手法之一，如临床急救常以指甲掐来代替针，为了避免刺破皮肤，要掌握好指力，或在掐穴处垫块薄布，为增进疗效，缓解疼痛，掐后再轻揉一会儿。

（十二）捻法

用拇指与食指末端捏住施治的部位，着力于对合的左右或上下或前后的旋转捻动，称为捻法。

操作者腕部要放松，动作要灵活连贯，用力要柔和，不可呆滞。捻动时，拇指、食指的搓揉动作要快，频率为每分钟200次左右，但移动要慢，即所谓紧捻慢移。

捻法刺激量较轻，一般适用于四肢小关节，具有滑利关节、畅通气血、消肿止痛的作用，常配合其他手法使用。

五、常用的推拿按摩方法

按摩摄生法多以自我按摩为主，简便易行，行之有效。现介绍一些传统的按摩摄生法。

（一）面部按摩

摩面：两手洗干净，搓热，从发际到下颌，从下颌到发际按摩面部往返10～20次。此功可以改善面部血液循环，久久坚持，可少产生皱纹，保持健美。

摩太阳穴：用两拇指指腹揉按太阳穴 10～20 次，再由眉梢用力将至太阳穴十余次，有助于防治头痛、头晕、眼疾等。

摩眼：两中指对搓热，闭目，从内眼角向外微用力摩至外眼角为 1 次，可摩 10～20 次。

用两食指分别点按丝竹空穴（眉外梢处）、攒竹穴（眉内梢处）、晴明穴（眼内角处）、四白穴（眼下处）各 10～20 次。此眼功不仅有助于防治各种眼病，而且按中医理论，眼是人体阳气的窗口，肝开窍于目，还有助于增进全身健康。

（二）头部按摩

按头：用两手指甲尖均匀地轻啄和点按整个头部。轻啄是用指甲一啄即起，点按是用指甲微用力按片刻，使头皮感到有些微痛，如此反复进行。此功能起到一定的头针疗法的作用。根据大脑皮质机能定位的理论，如能坚持，对脑源性疾病引起的肢体瘫痪、麻木、感觉异常、共济失调、失明、失语等症可能有一定疗效。

将头：两手拇指分别按在两太阳穴，其他四指按在前额，然后两拇指将到后脑风池穴处，其他四指则同时由头顶将至后头，经颈两侧为止，是为 1 次，可将 10 次左右，有助于防治高血压。

点风池：用拇指或中指指腹点按后脑风池穴和颈下大椎穴。点按风池穴有助于降血压和防治后头痛。点按大椎穴，有助防治背颈痛，还有一定退热消炎作用。

（三）耳部按摩

鸣天鼓：两手掌心紧按两耳，食指在上、中指在下，使食中二指相叠后食指骤然滑下弹击后脑 10 余次，然后两手心骤然抬离两耳 10 余次，如此一开一闭以振动耳膜，加强听觉，古人称此功为鸣天鼓。

擦耳壳：两手掌同时摩擦两侧耳壳（可使两两前后对折）20～30 次，至耳壳发热为止。

揉耳窝：两手食指指腹同时按揉两侧耳壳的耳甲艇（耳轮脚上面的凹陷）10～20 次，再按揉耳甲腔（耳轮脚下面的耳窝）10～20 次。

拉耳轮：两手拇指和食指同时由耳上端向下分别捋两侧耳垂 20～30 次，也可揉摩耳轮几十次，然后紧握两耳向上、向外、向下分别用力提拉耳轮各 3～5 次。

（四）口部按摩

按口边：用一个或几个手指指腹揉按口的四周，力达齿龈，以加强齿龈的血液循环，防治牙周病，加固牙齿。

叩齿：上下牙齿相互叩击（如咬物状）20～30 次。

搅舌：舌头在口腔内部和牙齿外面转动各 10～20 周。搅动时，两颊肌肉要随之配合用力推动。

搅动时，口内分泌的唾液必增加，可以分几次咽下。每次咽前，都要鼓漱 10～20 次，然后分 3 次小口咽下，意想咽到了丹田。古人称此功为咽津或鼓漱。

（五）胸腹按摩

捋胸：两手搓热，贴于胸前，十指顺肋间（骨缝）用力捋擦 10～20 次，然后两手交替从喉部向下捋擦到膻中穴（心窝处）或大腿根 10～20 次。

按胸：两手十指指甲尖用力点按整个胸部，每点按一处停片刻，然后再换位点按。特别是在有病的部位，可以较长时间点按。

摩腹：操作时以双手掌相叠，在腹部按顺时针方向与逆时针方向各按摩 20 次。立位、坐位或卧位均可。每日早晚 2 次。

饭后、睡前摩腹，有助于消化吸收，健运脾胃。睡前摩腹既能宁神安眠，又可补肾益精，调经活血。

（六）腰部按摩

擦腰：两手掌擦热，两肘高抬使两手紧按在腰眼上方尽处，然后稍用力两手同时或一手先、另一手后向下擦到尾椎处，然后再擦回原处为 1 次，可擦 10～20 次。

揉腰：两手心放在两腰眼处，旋转按揉 20 周左右，也可以轻握拳，用拳眼或拳背旋转摩擦腰眼，或转叩腰眼处，也可以用手抓捏腰部，次数均不限。

（七）足部按摩

擦腿：两手分别紧按在两大腿根外侧，用力向下推至足关节，然后自足关节内侧，由下向上擦回大腿根部内侧，如此反复做 32 次。

揉膝：两掌由内向外，然后由外向内各揉按膝 30～40 次，以局部发红、发热为度。

腿伸直，指尖用力捏揉、掐按两腿膝眼，以及两膝盖周围各处，以感到酸痛和发热、发红为度。

叩腿：两手握拳叩击膝盖周围和足三里穴，也可用指尖或指腹点按足三里穴，次数不限。

搓足心：两手掌搓热，两腿屈膝，足心相对盘坐，两手同时搓两足心 30 多次，以搓得足心发热为宜。

第六章 中医药健康促进——中药摄生

第一节 中药摄生的应用原则

药物摄生的应用主要着眼在补、泻两个方面。用之得当，在一定程度上可起到抗病防衰、益寿延年的作用。益寿延年药甚多，而临证运用时应有所选择。中医理论认为"虚则补之，实则泻之"，说明虚弱体质的人适合服用补益中药，而体质强壮或患有实证疾病的人不但不能用补药，而且还要适当地应用泻药才会有益。所以要慎重地药补。另外，如果只依靠药物调补，而不进行自身锻炼和摄养，是不能获得好的疗效的。因此，药物作为一种辅助的摄生措施，在实际应用中，应掌握如下原则。

一、虚则补之，补勿过偏

"虚则补之"，是运用补药的最根本原则。一般老年人和体弱多病之人的体质多属"虚"，故宜用补益之法。服用补药应有针对性，不可一见虚证，就贸然进补，这样容易导致机体气血阴阳平衡失调。应辨明虚实，确认属虚后，还要辨证进补。清代医家程国彭指出："补之为义，大矣哉！然有当补不补误人者，有不当补而补误人者，亦有当补而不分气分、不辨寒热、不识开合、不知缓急、不分五脏、不明根本，不深求调摄之方以误人者，是不可不讲也。"进补的目的在于协调气血阴阳，增强机体功能，宜适度进补，不可过偏。若盲目滥补，则会导致气血阴阳新的失衡，使机体遭受又一次损伤。药物的作用，主要靠药性，凡药物都有一定的偏性，药物摄生就是利用药物的偏性来纠正人体的偏性。例如：人体偏于寒性，就用偏于热性的药物来纠正，若用之过多，纠之太过，人体又可偏于热性，形成新的偏颇；虽属气虚，但一味大剂补气而不顾其他，则反会导致气机壅滞而出现胸腹胀满，气机升降失调；虽为阴虚，但一味大剂养阴致补阴太过，反而遏伤阳气，使人体阴寒凝重，出现阴盛阳衰之候。此外，补血药性多黏腻，过服会损伤脾胃；补阳药性偏温燥，常用则助火劫阴。以上例子均说明，进食补药，一定要适度进补，不可过补。

二、盛者宜泻，泻不伤正

药物摄生以补虚为主，但体虚而本实之人也并不少见。只谈其虚而不论其实，则有失偏颇。如徐灵胎所说，"能长年者，必有独盛之处，阳独盛者，当补其阴"，"而阳之太盛者，不独当补阴，并宜清火以保其阴"，"若偶有风、寒、痰、湿等因，尤当急逐其邪"。今人往往只注重补益而忽视泻盛，而平素膏粱厚味不厌其多者，往往脂醇充溢，气血痰湿壅滞已成其患。因此，泻实之法也是抗衰延年的重要原则。《中藏经》说的"其本实者，得宣通之性必延其寿"即是这个意思。体盛邪实之人，运用宣泄通利的方剂可调节阴阳气血，使其得以平衡，但在药物摄生过程中要注意攻泻不可太过，攻泻太过则易伤人体正气，不但不能起到益寿延年的作用，而且会适得其反。所以，药物摄生中的泻实之法，要以不伤其正为原则，力求达到汗勿大泄，清勿过寒，下勿峻猛。在实际进补中，应注意：①确有过盛壅滞之实者，方可考虑用泻法；②选药应贴切，安全有效；③药量应适当，恰如其分；④用药应适度，中病即止；⑤不可急于求成。

三、辨证进补

辨证进补是指中药摄生保健要遵循中医理论的原则，辨别出人的体质情况和疾病症候，然后再依据其症候来进行中药的补益。辨证进补是中药摄生保健的基本原则和特点。所以在运用补药时，一定要先辨证型，如辨别气血阴阳的虚证，而五脏虚证更是有心、肝、脾、肺、肾之别，要根据不同证型，适当予以滋补药物。由此可见，进补必当辨证，才可补益有当，以达到摄生保健的目的。

四、因时进补

唐代药王孙思邈在《备急千金要方》中说："凡人春服小续命汤五剂，乃诸补散各一剂；夏大热则服肾沥汤三剂；秋服黄芪等丸一两剂；冬服药酒两三剂。立春则止。此法终身常尔，则百病不生矣。"此即应四时之春生、夏长、秋收、冬藏的自然变化规律而进行的因时进补的举例。可见，在选用滋补药时，还要根据四时气候与人体脏腑组织的内在联系，合理选择补药，这正是中医整体观的具体体现。所以，还需要考虑不同季节对人体的影响而适当地调整中药的品种和剂量。

五、因人进补

中医用药讲究在中医理论指导下辨证用药，应当掌握整体观与辨证观。在整体观的指导下，纵向把握病、证的动态发展，而每个人的年龄、性别、体质、工作、居住环境、嗜好等不同，又要把握每个人的不同特点，在选用滋补中药时，也要有一定的选择和区别。

六、顾护脾胃

不论是使用滋补药，还是使用泻实药，都要始终顾护脾胃，这是因为脾胃为后天之本，脾胃虚则百病生。如大病久病之后或年老体弱的虚衰，以五脏皆虚多见，气血阴阳俱落不足，此时当通过补脾胃，使脾气先旺，则气血阴阳化生有源，从而充养五脏六腑。此外，在"虚不受补"的情况下，也要首先顾护脾胃。所谓"虚不受补"，是指体质虚弱较甚时，应用补药滋补，而若脾胃不健，运化无功，反可致气机壅滞，加重脾胃之虚，体虚愈甚，所以此时用补，要以运脾为先。又因滋补药多腻滞，尤以滋补阴血之品为甚，往往滞胃呆脾，故在运用补药摄生时，常配以调理脾胃之品，如陈皮、木香、藿香、佩兰、苍术、厚朴等。另外，宣泄通利之药峻猛易伤脾胃，体盛攻邪时，亦要固护脾胃，使正气不伤。

七、选择合宜的剂型

中成药有多种剂型，常用的有汤剂、散剂、丸剂、煎膏剂、酒剂、片剂、冲剂、注射剂等，各有其特点和适用范围，在使用时，当加以区别选择。

（一）汤剂

汤剂是指把切制的饮片，加清水浸泡一段时间后，易于吸收，且用药灵活，易发挥作用，但操作烦琐。

（二）散剂

散剂指把药物粉碎研磨过筛，使其呈细的粉末状，既可内服，也能外敷。吸收发挥疗效较汤剂慢，但是比丸剂快。

（三）丸剂

丸剂由研细的药粉加辅料和黏合剂制成，在体内缓慢崩解、吸收，慢性病患者常用。

（四）煎膏剂

煎膏剂是将药物煎煮浓缩后，加炼过的蜂蜜或砂糖一倍量以上，加热至沸，过滤去渣而成，如西瓜膏、秋梨膏之类，适用于长期调养身体。

（五）酒剂

酒剂又称药酒，一般用黄酒或白酒浸泡药物，使其有效成分溶解在酒里，如参茸酒等。酒本身具有疏通血脉的作用，故活血通脉、祛风湿、利关节及补益之药常可制成酒剂。

（六）片剂

片剂是将药粉与面粉等黏合剂混合，加适量水分后压制成片，服用与携带方便，如桑菊感冒片、丹参片之类。

（七）冲剂

冲剂是将煎液浓缩制成颗粒状，用时，开水冲化服之，服用方便，吸收和发挥作用快。

（八）注射剂

注射剂就是用提取药效成分、精制、灭菌等工艺，把药物制成供皮下、肌肉、静脉或穴位的注射液。使用方便，用量小，奏效快，能用于急救、急性病及服药有困难的患者。

八、注意用量及忌口

药物的用量不但影响疗效，而且关系到人体安全，故一般应按照医嘱或说明，严格控制用量，不能随意改动。尤其注意含有有毒成分的药物，以防中毒。药物的具体用量主要取决于个人体质、年龄及药物本身的性质等。经过历代医家的不断探索，对食物、药物的具体应用，以及食物与食物、药物与药物之间的关系的认识，积累了一些经验，可供后世借鉴。

根据中医文献记载，古代医家把患病期间所忌食的食物概括为以下几大类。

生冷：冷饮、冷食、大量的生蔬菜和水果等；为脾胃虚寒腹泻患者所忌。

黏滑：糯米、大麦、小麦等所制的米面食品等；为脾虚纳呆或外感初起患者所忌。

油腻：荤油、肥肉、油煎炸食品、乳制品（奶、酥、酪）等；为脾湿或痰湿患者所忌。

腥膻：海鱼、无鳞鱼（鲳鱼、暗纹东方鲀、带鱼、比目鱼等）、虾、蟹、海味（干贝、淡菜、鱼干等）、羊肉、狗肉、鹿肉等；为风热证、痰热证、斑疹疮疡患者所忌。

辛辣：葱、姜、蒜、辣椒、花椒、韭菜、酒、烟等；为内热证患者所忌。

发物：指能引起旧疾复发、新病增重的食物。除上述腥、膻、辛辣等食物外，尚有一些特殊的食物，如荞麦、豆芽、苜蓿、鹅肉、鸡头肉、鸭头肉、猪头肉、驴头肉等；为哮喘、动风、皮肤病患者所忌。

病症的饮食宜忌是根据病症的寒热虚实、阴阳属性及药物的特性来确定的。临床上病症有寒热虚实之分，因此在运用食药保健时，必须考虑病症的性质，遵循"热者寒之""寒者热之""虚者补之""实者泻之"的基本原则。寒证宜温散，常用温性热性药物，忌用寒凉、生冷之物。热证宜清泻，常用寒凉性质的药物，忌食温燥伤阴之品。虚证当补虚，阳虚者宜温补，忌用寒凉；阴虚者宜清补，忌用温热燥烈之类。实证当祛邪，视其病变所在分别予以相应的药物。

九、注意药物的贮存和煎服

在使用滋补药时要重视药物的贮存和煎服，尤其是一些稀少贵重的药品和一些需要常备的药品。倘若保管不好，就会使药物发霉、变质、虫蛀、泛油，从而影响疗效或造成浪费，甚至用后发生新的病证或中毒等。保持药物干燥，如将药物晒干，或通风晾干，或放于干燥箱内，或用塑料袋封存，以预防药物发霉。防虫蛀的方法则较多，如药物熏杀法、密封法、冷藏法等。干燥和遮光处可以放置药品，有条件的可降温冷藏。另外，如何煎药和服药，这与补药药性的发挥和疗效有着非常密切的关系。

煎药的用具：多用砂锅陶煲，不用金属器皿。因一些金属易与药物中的某些成分发生化合反应，而使药物变质或产生沉淀物。

煎液：常用自来水或清洁的井水、河水，用水多少当以药物完全浸泡、水过药物一两横指为度。

火候：补药一般都应文火煎煮，才能使有效成分充分煎出。

先后煎：贝壳类、骨质类药物，应先煎半小时后，才下其他药物；如无先煎药物，一般都是一剂药物同时煎煮。

另煎和烊化：另煎是单独煎煮；烊化是将药物放入热水或热药中溶化。

服药的方法：每煎一次服一次，一天煎三次，服三次。一般宜温服。

第二节　益寿延年中药举例

补药是指能够补充人体气血阴阳、增强正气及治疗虚证的药物。常用的补药又可分为补气、补血、补阴、补阳四大类，具有延年益寿的作用，历代本草及医家著述均有所记载，可以配方，亦可以单味服用。下面按补气药、补血药、补阴药、补阳药、养心安神药、补津液药等六类予以介绍。

一、补气药

（一）人参

人参味甘微苦，性温。归脾、肺、心经。《神农本草经》谓其"主补五脏，安精神"，"明目开心益智，久服轻身延年"。本品可大补元气，生津止渴，补益强壮，健脾益胃，对年老气虚、久病虚脱者，尤为适宜。有"地精""神草""长命草"等美名。

人参的用法多种多样：可炖服，人参一味煎汤，名独参汤，具有益气固脱之功效，年老体弱之人，长服此汤，可强身体，抗衰老；可切成饮片，每日嚼化，可补益身体，防御疾病，增强机体抵抗能力；可吞服或嚼服，即在人参干燥后，研为细末，既可节省药物，又能保证一定的疗效；还可酒浸，即把人参切碎，或配其他药共切碎，放入米酒内浸泡，一般一个月后便可饮服，若要酿酒，可用人参为末，同用面米酿酒。

近代研究证明，人参中含有人参皂苷和人参多糖等主要活性成分。人参皂苷可调节网状内皮系统功能，提高人的脑力和体力劳动能力，抗疲劳，提高思维活动效率，还有保护心脏，改善心肌代谢，降低血糖及延缓衰老的作用。人参多糖则有提高肌体免疫力、增强肌体对有害刺激的防御能力和抗肿瘤的功效。

（二）西洋参

西洋参味甘、微苦，性凉，归心、肺、肾经。能补气养阴，清火生津，为清补保健之妙品，凡欲用人参而不耐人参之温者，皆可用之。

服用本品，可将其研为细末，温开水送下；也可煎服，煎时多用文火，可代茶饮，或与其他煎好的药汁同服。

现代药理研究表明，西洋参含 17 种人参皂苷类，另含人参酸、齐墩果酸、多种无机盐（锌、硒、锰、钼、锶、铁、钾等）、氨基酸和维生素。西洋参具有增强免疫力、耐缺氧和抗疲劳作用，为强壮保健之佳品；还可抗心律失常，抗心肌缺血，抗失血性休克。另外，本品还可抗病毒抗细胞毒抗衰老。若与核桃同用，健脑之效极好，久服令人益智不忘，并有预防脑中风之功。戏曲、歌唱演员常饮，有利于嗓音保健。

（三）党参

党参性味甘平，归脾、肺经。《本草从新》记载："补中益气、和脾胃、除烦渴。中气微弱，用以调补，甚为平妥。"党参具有补中益气、健脾益肺的功效，为平补保健之品。党参虽与人参功同，但力量缓弱，临床上常作为人参的代用品以治疗气虚证。本品多用煎剂或入丸散，在重病或急病时，宜加大用量。

现代药理研究表明，党参具有调整胃肠运动功能、抗溃疡、增强机体免疫功能、增强造血功能，具有抗应激、强心、抗休克、调节血压、抗心肌缺血和抑制血小板聚集等作用。党参还具有益智、镇静、催眠、抗惊厥等作用。

（四）黄芪

黄芪味甘，性微温，归肺、脾经。本品可补气升阳，益卫固表，利水消肿，补益五脏，为重要的补气药，全身之气皆能补益。《神农本草经》将其列为上品，久服可壮骨强身，治诸气虚。清代宫廷保健，多用黄芪补中气，益营血。单味黄芪480克，用水煎透，炼蜜成膏，以白开水冲服。

现代研究表明，本品确有强心、保护肝脏、兴奋中枢神经系统等多方面作用，可双向调节血压，改善体内脂质代谢紊乱，提高机体的抗应激能力，保护肾功能，延缓衰老。

（五）茯苓

茯苓味甘淡，性平，归肺、胃、肾经。《神农本草经》谓其"久服安魂养神，不饥延年"。本品具有健脾和胃、宁心安神、渗湿利水之功用。历代医家均将其视为常用的延年益寿之品，因其药性缓和，可益心脾，利水湿，补而不峻，利而不猛，既可扶正，又可去邪。故为平补之佳品，古人称之为"上品仙药"。

将白茯苓磨成细粉，取15克，与粳米煮粥，名为茯苓粥，李时珍谓"茯苓粉粥清上实下"。常吃茯苓粥，对老年性浮肿、肥胖症，以及预防癌肿，均有好处。清代宫廷中，曾把茯苓制成茯苓饼，作为经常服用的滋补佳品，成为去病延年的名点。茯苓可用9～15克，茯苓皮可用15～30克，茯神木可用15～30克。

现代药理研究发现，茯苓具有利尿、免疫调节、保肝、抗肿瘤、抗氧化、抗冬之炎、抗病毒等药理作用。《经验方》中说："乌髭发，驻颜色，壮筋骨，明耳目，除风气，润肌肤，久服令人轻捷。"此外，《百病丹方大全》载方：用白茯苓研极细末，加入白蜜调匀，每夜敷之，晨起洗净，可润泽肌肤，美容艳色，去面黑斑。

（六）山药

山药味甘，性平，入肺、脾、肾经。《神农本草经》谓其"补中益气力，长肌肉，久服耳目聪明"。本品具有健脾补肺、固肾益精之作用，因此体弱多病的中老年人，经常服用山药，好处颇多。《重订瑞竹堂经验方》载有山药粥，即用干山药片 45～60 克（或鲜山药 100～120 克，洗净切片），粳米 60～90 克同煮粥。此粥四季可食，早晚均可用，温热服食。常食此粥，可健脾益气、止泻痢，对老年性糖尿病、慢性肾炎等病均有益处。

近代研究证明，山药营养丰富，内含淀粉酶、胆碱、黏液质、糖蛋白和自由氨基酸、脂肪、碳水化合物、维生素 C 等。山药有增强免疫功能、降血糖、调节胃肠功能、延缓衰老、保肝、抗肿瘤等作用。

（七）甘草

甘草性味甘平，归十二经。功能健脾益胃，可用于脾胃气虚所致的饮食减少、倦怠乏力、四肢无力等症；也可补益心气，用于心气虚所致的心悸怔忡、气短、脉结代等症，还能缓急止痛，可用于肌肉、血管挛急作痛。重要的是甘草能清热解毒，可解多种药物中毒，如解毒保肝，用于病毒性肝炎的治疗。此外，甘草可调和诸药，能缓和有些药物的猛烈作用，使其药性缓和，并保护胃气。还有，生甘草兼能润肺，对肺热所致的咽痛、咳嗽等有效。用蜜炙过的甘草称炙甘草，适用于补中益气；生甘草适用于清热解毒；生甘草梢能治尿道中疼痛，适用于淋病。

现代药理研究证实，甘草含有多种皂苷元成分，如甘草酸、甘草次酸等，还含有甘草多糖生物碱和多种微量元素，具有抗炎、抗菌、抗病毒、抗寄生虫作用，还可调节免疫功能。

二、补血药

（一）熟地黄

熟地黄由生地黄蒸熟晒干而成。味甘，性微温，归肝、肾经。《本草纲目》谓其"填骨髓，长肌肉，生精血，补五脏内伤不足，通血脉，利耳目，黑须发"。《本草经疏》誉其为"补肾家之要药，益阴之上品"。本品有补血滋阴、益精填髓之功。

熟地黄久服时，宜用砂仁拌（或佐用一些砂仁），以免妨碍食欲，使胸部发闷。用量一般为 9～24 克。《千金要方》载有熟地膏，即将熟地黄 300 克，煎熬 3 次，分次过滤去滓，合并滤液，兑白蜜适量，熬炼成膏，装瓶藏之。每服两汤匙（9～15 克），日服 1～2 次，白开水送服。对血虚、肾精不足者，可起到养血滋阴、益肾添精的作用。阳虚阴盛之人忌用，痰多、苔腻、胸膈滞闷者也不宜用。

现代药理研究证明问，地黄含甘露醇、生物碱、脂肪酸、维生素 A 类物质、氨基酸等。近来的实验研究结果还证明，熟地黄水提液能增强学习记忆能力，具有抗焦虑、抗肿瘤、促进内皮细胞增殖的作用；熟地黄醇提液有抗衰老作用，对红细胞新生有促进作用；地黄多糖能增强机体造血功能，增强机体的免疫力，有抗氧化、抗突变作用，还有中枢抑制作用。

（二）当归

当归是伞形科植物当归的根，味甘、辛、苦，性温，归肝、心、脾经。能补血活血，润肠通便，《本草备要》谓其"血虚能补，血枯能润"。对气血生化不足，或气血运行迟缓及血虚肠燥便秘者，常服效佳。当归既补血，又能活血，故成为调经要药，可用于月经延时、闭经、痛经、月经量少色淡等病症，常与熟地黄、白芍等配成"四物汤"应用。前人把当归称为"妇科专药"，无论胎前、产后各病，都常随证加减采用。

当归头和当归尾偏于活血、破血；当归身偏于补血、养血；全当归既可补血又可活血；当归须偏于活血通络。用量一般为 3～9 克。

现代药理研究证明，当归多糖能增加外周血红细胞、白细胞、血红蛋白及骨髓有核细胞数，这种作用特别是在外周血细胞减少和骨髓受到抑制时尤为明显；当归所含的有机酸具有抗心肌缺血、降血脂和改善动脉粥样硬化作用；当归还具有保肝和增强免疫功能；当归提取物还具有抗炎、抗菌、抗辐射、镇痛和抗损伤作用。

（三）何首乌

何首乌是蓼科植物何首乌的块根，又名赤首乌，味苦、甘、涩，性微温，归肝、心、肾经。《开宝本草》谓其"益气血，黑髭鬓，悦颜色。久服长筋骨，益精髓，延年不老"。本品具补益精血、涩精止遗、补益肝肾之功效。明代医家李中梓云："何首乌尤为老年要药，久服令人延年。"何首乌一般多为丸、散、煎剂所用。可水煎、酒浸，亦可熬膏，与其他药配合使用居多。

现代药理研究结果认为，何首乌含有蒽醇类、卵磷脂、淀粉、粗脂肪等。而卵磷脂对人体的生长发育，特别是中枢神经系统的营养，起很大的作用。另外，何首乌在抗衰老、增强机体免疫功能、抗菌、抗癌和改善心血管功能等方面可以起到积极的作用。

（四）阿胶

阿胶为黑驴皮经过漂泡去毛后，加冰糖等配料熬制而成。近年有以猪皮熬制的新阿胶，可代替驴皮阿胶使用。本品味甘、性平，归肺、肝、肾经，有补血止血、滋阴润肺、调经安胎等作用，为历代喜用的滋补珍品。《水经注》有"岁常煮胶，以贡天府"的记载，故有贡胶之称。《本草纲目》更是称其为"圣药"，适用于血虚诸证。

本品单服，可用开水或热黄酒烊化，或隔水炖化，每次3～6克。舌苔厚腻、食欲不振、大便溏泄者，均不适用。

阿胶为我国传统动物药，具有很高的药用价值。其化学成分复杂，主要成分为蛋白质、氨基酸、微量元素及硫酸皮肤素、生物酸等。具有多种生物活性，有促进造血、抗辐射、增强免疫、耐缺氧、耐寒冷、抗疲劳、增加体内钙摄入量、抗休克等作用。

（五）白芍

白芍为毛茛科多年生草本植物栽培种芍药的根，至南朝陶弘景分为赤、白两种。其中，赤芍偏于行血散瘀，白芍偏于养血益阴；赤芍泻肝火，白芍养肝阴；赤芍散而不补，白芍补而不散。白芍味酸苦，性微寒，入肝、脾经。有养血荣筋、缓急止痛、柔肝安脾等作用，为阴血不足、肝阳上亢所常用，尤为妇科常用药。正如《日华子本草》云："主女人一切病，并产前后诸疾。"临床上常与熟地黄、当归配伍，用于治疗血虚所致的妇女月经不调、经后腹痛等；与甘草同用，对胁、胃脘、腹、头、四肢肌肉等部位拘急疼痛有缓解作用。

白芍用量一般为5～12克。养阴、补血、柔肝时，用生白芍；和中缓急用酒炒白芍；安脾止泻用土炒白芍。

现代药理研究表明，白芍总苷可增加心肌血流量，具有抗凝血、抗血栓形成和抗动脉粥样硬化作用，还可抗心肌重构；可抗脑缺血、抗抑郁；治疗肝损伤及肝纤维化，还具有调节泌尿生殖系统、消化系统及皮肤骨骼系统等作用。

三、补阴药

（一）枸杞子

枸杞子为茄科落叶灌木植物枸杞和宁夏枸杞的成熟果实，味甘，性平，归肝、肾经。《神农本草经》谓其"久服坚筋骨，轻身不老"。《本草经疏》记载："枸杞子，润而滋补，兼能退热，而专于补肾、润肺、生津、益气，为肝肾真阴不足、劳乏内热补益之要药。老人阴虚者十之七八，故取食家为益精明目之上品。"本品具有滋肾润肺、平肝明目之功效。

《太平圣惠方》载有枸杞粥，用枸杞子 30 克，粳米 60 克，煮粥食用，对中老年肝肾阴虚所致的头晕目眩、腰膝疲软、久视昏暗及老年性糖尿病等，有一定效用。《本草纲目》云："枸杞子粥，补精血，益肾气。"其与血虚肾亏之老年人最为相宜。

现代药理学研究表明，枸杞子可促进免疫功能，调节神经系统，增强学习记忆能力；可提高视力，增强造血和生殖功能；还具有退热、降血糖及保护肝脏和抗肿瘤的作用。另外，枸杞子还可延缓衰老。

（二）麦门冬

麦门冬为百合科植物沿阶草的块根，味甘、微苦，性微寒，归心、胃、肺经，能养阴润燥，生津止渴；又能清心除烦，延年益寿。《神农本草经》里说，麦门冬"久服轻身，不老不饥"；《本草拾遗》也谓之"久服轻身明目，和车前地黄丸服，去湿痹，变白，夜视有光"；《名医别录》亦说，麦门冬"保神定肺气、安五脏，令人肥健，美颜色，有子"。可见，麦门冬有健身延年之功。

本品单用即有效，如《图经本草》中的"麦门冬煎"，即以鲜麦冬捣碎取汁，加蜜适量，熬膏，温酒化服，每日早晚各服一次，每次一汤匙。可"补中益气，悦颜色，安神益气，令人肥健，其力甚快"。可代茶饮，用麦冬 3～6 克，有滋阴清热之效。水煎，每剂 9～15 克。但脾胃虚寒及风寒感冒者忌用。

据现代研究，麦门冬含甾体皂苷、高异黄酮、β–谷甾醇、糖类等，具有多种药理作用，可以增加机体耐缺氧能力，具有抗心律失常的作用，能降血糖，并能促使胰岛细胞的恢复，提高免疫功能和核酸合成率，促进抗体、补体、溶菌酶等的产生等。

（三）天门冬

天门冬为百合科天门冬属植物，天门冬的块根用药，味甘、苦，性寒，入肺、肾经，能清肺降火，滋阴润燥，其健身延年、润肌悦颜效果较佳。如《神农本草经》里说："久服轻身益气，不饥。"《日华子本草》载："润五脏，益肌肤，悦颜色，补五劳七伤。"

本品单用即有效，如《饮膳正要》中的天门冬膏，即以鲜天冬捣汁熬膏，每服一汤匙，早晚空腹温酒下，久服有益气延年之功。此外，也可酿酒，即用天门冬去心，水煎为液，同曲、米共酿酒，初则味酸，久则味佳。此酒可滋润五脏，通血脉，久则补虚治劳损，每次饮 3 ～ 5 汤匙。水煎，每剂 9 ～ 15 克。本品忌鲤鱼，外感风寒、脾虚泄泻者也不可用。

现代药理学研究表明，天门冬具有调节免疫的功能，可抗菌、抗溃疡、抗腹泻和抗衰老；还具有抗急性心肌缺血、抗肿瘤和调节血糖的作用。

（四）玉竹

以百合科植物玉竹的根茎入药，味甘，性平，入肺、胃经，有养阴润肺、益胃生津等作用，《神农本草经》载其"诸不足，久服去面黑䵟，好颜色，润泽，轻身不老"。《本草拾遗》则曰："主聪明，调血气，令人强壮。"是养阴生津之佳品。

现代研究证实，本品确有强壮作用，但其力缓和，宜久服，且有较好的强心作用，可用于各种心脏病之心力衰竭。此外，长期服用也可消除疲劳，强壮身体，抗衰防老，延年益气，是康复保健的常用良药。本品补而不腻，凡津液不足之证，皆可应用；但胃部胀满、湿痰盛者，应慎用或忌用。

（五）石斛

石斛为兰科多年生附草本植物金钗石斛的茎，一般附生于高山岩石或森林的树干上，味甘淡微咸、性寒，归胃、肾经，功能清热生津，益胃养阴。如《神农本草经》里说："补五脏虚劳羸瘦，强阴，久服厚肠胃、轻身延年。"

临床研究认为，石斛属植物主要含多糖、生物碱、微量元素和氨基酸等。石斛在治疗胃肠道疾病、抗衰老、抗肿瘤、降低血糖和治疗白内障等方面均有良好疗效。平素胃有虚热、津液不足、口中干渴者，单用本品适量水煎代茶，能生津养胃，纳香进食。热病早期阴未伤者，湿温病未化燥者，脾胃虚寒者，均禁服。

（六）女贞子

以木樨科植物女贞的成熟果实入药，味甘、微苦，性平，归肝、肾经。《神农本草经》谓其"主补中，安五脏，养精神，除百疾，久服肥健，轻身不老"。《本草纲目》云："强阴健腰膝，变白发，明目。"本品可滋补肝肾，强阴明目。

现代药理学研究证明，女贞子具有抗肿瘤、护肝、调节免疫功能、延缓衰老、抗炎和降血脂等多种药理作用。在肝炎、内分泌代谢病和反复呼吸道感染等多种疾病的临床治疗中具有良好效果。女贞子补而不腻，但性质偏凉，脾胃虚寒泄泻及阳虚者慎用。

（七）沙参

沙参有南、北之分。其中，南沙参以桔梗科植物轮叶沙参、杏叶沙参或其他几种同属植物的根入药，而北沙参则以伞形科植物珊瑚菜的根入药。南沙参体较轻、质松，性味苦寒，能清肺火而益肺阴，兼有风热感冒而肺燥热者可以使用；而北沙参体重质坚，性味甘凉，主用于养阴清肺、生津益胃。

实验研究表明，沙参有镇咳祛痰，调节免疫系统等作用。沙参为清养保健之品，《神农本草经》载其"补中益气"，《名医别录》载其"安五脏，久服利人……长肌肉"。临床常用于肺胃阴虚之症，但风寒咳嗽、肺胃虚寒之咳嗽痰清稀者忌用。

（八）鳖甲

鳖甲为鳖的背甲，味咸，性微寒，归肝、肾经。是常用的滋阴清热药，并有软坚散结的作用，兼能平肝潜阳。用于阴虚发热、劳热骨蒸、虚风内动、经闭、症痕、久疟、疟母等症。因阴虚内热而见骨蒸劳热、潮热潮红、肺痨干咳、痰中带血等症，可用本品治疗效果较好；妇女经闭、气血不畅、腹中淤积结滞而生痕块者，也可用本品配合桃仁等药治疗。

鳖甲用量在 9～15 克，先煎。此外，鳖甲有抑制结缔组织增生和提高血浆蛋白的作用，因此常用来治疗慢性肝炎、肝大并有血浆蛋白倒置的患者。

现代药理研究证实，鳖甲中主要含动物胶、角蛋白、碘质、维生素 D、磷酸钙、碳酸钙等成分，且还富含 17 种氨基酸。鳖甲具有抗肝纤维化、抗肺纤维化以及抗肿瘤和调节免疫等作用。

四、补阳药

（一）冬虫夏草

冬虫夏草又称虫草，它是麦角菌科真菌冬虫夏草寄生在蛾科昆虫幼虫上的子座及幼虫尸体的复合体。冬虫夏草只生长在我国西南海拔 3 000 米以上的高山雪原上。其药用和营养价值很高，中医学认为，本品味甘，性温，入肺、肾二经，既能补肺阴，又能补肾阳，为补虚疗损之良药。《本草从新》载其"保肺益肾，止血化痰"。本品既为肺肾两虚、咳喘短气、自汗盗汗所首选，又为肾阳不足、阳痿遗精、腰腿酸软所常用，更为身体虚衰或病后体弱滋补调养之珍品。

据现代药理研究表明，冬虫夏草化学成分大致可分为多糖类、蛋白质及氨基酸类、脂类、核苷类、甘露醇、麦角甾醇类、微量元素等。现研究证实，冬虫夏草有显著的降血糖、免疫调节、抗肿瘤、抗氧化、抗纤维化、抗炎等功效，对肺脏、肾脏、中枢神经系统、免疫系统、心脏、肝脏等均有较好的临床保护作用。

（二）鹿茸

鹿茸为鹿科动物梅花鹿或马鹿的雄鹿头上未骨化而带茸毛的幼角，味甘咸，性温。入肝、肾经。《神农本草经》谓其"益气强志，生齿不老"。《本草纲目》云："生精补髓，养血益阳，强筋健骨。"本品具有补肾阳、益精血、强筋骨之功效。

单味鹿茸可冲服，亦可炖服。冲服时，鹿茸研细末，每服 0.5 ～ 1 克；炖服时，鹿茸 1.5 ～ 4.5 克，放杯内加水，隔水炖服。阴虚火旺患者及肺热、肝阳上亢者忌用。

近代科学研究证明，鹿茸中的化学成分比较复杂，含氨基酸 19 种以上、磷脂成分 10 种、脂肪酸 9 种、蛋白多肽类、激素样物质、生物胺、硫酸软骨素、前列腺素、核酸及各种无机元素等。其主要作用是促进生殖系统发育、增强免疫功能、促进细胞增殖和伤口愈合、抗炎镇痛的作用，以及对心血管系统、神经系统的作用和抗关节炎、抗氧化、抗疲劳和抗衰老等方面的作用。

（三）肉苁蓉

肉苁蓉为列当科植物肉苁蓉的干燥带鳞叶的肉质茎。味甘、咸，性温。归肾、大肠经。《神农本草经》谓其"养五脏，益精气"。《药性论》云："益髓，悦颜色，延年。"本品有补肾助阳、润肠通便之功效。

本品单味服用，可以水煎，每次 6～15 克，内服。亦可煮粥食用，《神农本草经逢原》云："肉苁蓉，老人燥结，宜煮粥食之。"即肉苁蓉加大米、羊肉煮粥。有补肝肾、强身体之功用。

近代研究证明，肉苁蓉主要成分为苯乙醇苷类、环烯醚萜类、木脂素类、多糖、生物碱等。具有性激素样作用，还有降压、强心、强壮、增强机体抵抗力等作用。

（四）杜仲

杜仲为杜仲科植物杜仲的树皮，味甘，性温，入肝、肾经。本品具有补中益精气、强筋骨、强志、安胎、久服轻身耐老之功效。主要用于治疗肾虚腰痛，筋骨无力，妊娠漏血，胎动不安，高血压症。《神农本草经》谓其"补中，益精气，坚筋骨，强志……久服轻身耐老"。

近代科学研究证明，杜仲包括木质素类、环烯醚萜类、多糖类、杜仲胶等多种化学成分。其在心脑血管疾病的治疗、增强免疫、抗衰老、促进骨细胞增殖、抗肿瘤方面发挥主要的作用。

（五）补骨脂

以豆科植物补骨脂的果实入药。味辛、苦，性温，功能温肾壮阳，固精缩尿，温脾止泻。是治疗脾肾阳虚，下元不固的要药之一。《本草纲目》里说"通命门，暖丹田，敛精神"。

补骨脂，内服，每剂 3～9 克，或酒浸饮用。阴虚有火、大便燥结者忌用。

据现代药理研究，补骨脂中主要含有香豆素类、黄酮类、萜酚类成分，具有抗肿瘤、雌激素样作用、抗氧化、光敏性、抗菌、抗抑郁等药理作用。

（六）锁阳

锁阳又名不老药，别名地毛球、锈铁棒、锁严子，野生于沙漠戈壁，在 -20℃生长最宜，生长之处不积雪、地不冻。药用其肉质茎，春季、秋季采集，除去花序，置沙土中半埋露，连晒带烫使之干燥备用。本品味苦、性温，能益阳固精，强筋壮骨，润肠通便，对肾虚阳痿、腰膝无力、遗精滑泄、尿血、肠燥便秘有较好疗效。《本草衍义补遗》称其"大补阴气，益精血，利大便。虚人大便燥结者，嗅之可代苁蓉。煮粥弥佳。不燥结者勿用"。《本草图解》说它"补阴益精，润燥养筋，凡大便燥结，腰膝软弱，珍为要药"。《本草从新》谓其"益精兴阳，润燥养筋，治痿弱，滑大肠。泄泻及阳易举而精不固者忌之"。以上记载表明，本品功能主治与肉苁蓉相近，可以补肾阳、益精血、润燥滑肠。常代肉苁蓉治疗肾阳不足、精血亏虚引起的阳痿、不孕、肠燥津枯的便秘等症；而对腰膝瘦弱、筋骨无力之症，应用尤多。

锁阳，水煎内服，每剂量 9～12 克，或煮粥食用。经现代科学研究表明，锁阳具有清除自由基、抗氧化作用，抗缺氧、抗疲劳、抗衰老作用，提高免疫功能的作用，脑保护作用，润肠通便、抗溃疡的作用，刺激造骨细胞增殖，抗病毒抗肿瘤作用等。

（七）巴戟天

巴戟天为茜草科植物巴戟天的干燥根。性微温，味甘、辛。归肾、肝经。补肾阳，强筋骨，祛风湿。用于阳痿遗精，宫冷不孕，月经不调，小腹冷痛，风湿痹痛，筋骨痿软。《本草经疏》中载"巴戟天主大风邪气，阳痿不起，强筋骨，安五脏，补中增智益气，补五劳，益精强肾"。《本草新编》上指出"巴戟天之甘温"，"补其火而不烁水""既益元阳，复填阴水"。说明巴戟天补肾温而不燥，是补肾阳的要药，是历代医家补肾常用药物之一，兼有祛风寒湿痹的作用。凡由于肾阳虚而致的性机能不好，如阳痿、早泄等，可用本品配熟地黄、山药、淫羊藿、枸杞子等治疗。若头晕、疲乏无力、畏寒、食欲不振等症，可用巴戟天 9 克，首乌 9 克，黄芪 15 克，党参 12 克，炙甘草 3 克，用水同煎服。

药理研究表明，巴戟天主要成分为糖类、蒽醌类、环烯醚萜类、有机酸类、微量元素、氨基酸和甾醇类等，巴戟天具有抗肿瘤、抗氧化、抗衰老、增强记忆力、强壮骨骼、抗疲劳、抗炎镇痛、补血及促进造血干细胞增殖和分化等作用。

五、养心安神药

（一）酸枣仁

酸枣仁为鼠李科灌木和乔木酸枣的成熟种子。味甘，性平，入心、肝经，有宁心安神、养肝、敛肝之功。《神农本草经》谓"久服安五脏，轻身延年"。《名医别录》云："主烦心不得眠，……补中，益肝气，坚筋骨，助阴气，令人肥健。"《本草从新》更称其能"益志定呵，聪耳明目"。

《圣惠方》中的酸枣仁粥，以酸枣仁与大米煮粥，粥熟后兑入地黄汁，略煮即可。用于心烦不寐。或单用酸枣仁炒制为散，以竹叶汤调服，用于胆虚睡卧不安，心多惊悸。临床主要用于失眠的保健治疗，有报道称每晚睡前1小时服生枣仁或炒枣仁散，或两者交替服用，每次3～10克，连服7天，可以有效地提高睡眠质量。

据科学实验研究证明时，酸枣仁含有脂肪酸、白桦脂酸、白桦脂醇、总黄酮、当药素、酸枣仁皂苷、阿魏酸、酸枣仁多糖、多种氨基酸、微量元素等。

药理研究表明，酸枣仁具有中枢神经抑制、抗惊厥和抗焦虑作用，能增强学习记忆能力；还具有降压作用、防治动脉硬化及降血脂作用、免疫增强作用、抗炎和抗衰老作用等。

（二）龙眼肉

龙眼肉为无患子科常绿乔木植物龙眼的假种皮。味甘，性温，入心、脾经。《神农本草经》谓其"久服强魂聪明，轻身不老"。本品具有补心脾，益气血之功。清代摄生家曹庭栋在其所著的《老老恒言》中提到龙眼肉粥，即龙眼肉15克，红枣10克，粳米60克，一并煮粥，具有养心、安神、健脾、补血之效用。每日早晚可服一两碗。该书中记载，龙眼肉粥开胃悦脾，养心益智，通神明，安五脏，其效甚大，然而"内有火者禁用"。

近代科学研究证明，龙眼肉营养丰富，主要化学成分为糖类、脂类、皂苷类、多肽类、多酚类、挥发性成分、氨基酸及微量元素。其主要药理作用为抗应激作用、抗焦虑、抗氧化作用、抗菌作用、抗衰老作用、抗肿瘤作用及增强免疫作用等。

六、补津液药

（一）郁李仁

郁李仁为蔷薇科落叶灌木欧李和郁李的成熟种子。味辛、苦、甘，性平，入大肠、小肠经，具有润肠通便，下气利水功效。主治肠燥便秘，水肿，小便不利，脚气肿满等。《神农本草经》谓其"主大腹水肿，面目、四肢浮肿，利小便水道"。李东垣引《本草纲目》文，言它"专治大肠气滞，燥涩不通"。临床上，单味或与火麻仁、莱菔子配合使用，对多种便秘有效。

实验研究证明，郁李仁有显著的促进肠蠕动的作用，本品所含皂苷有使支气管黏膜分泌黏液的作用，内服则有祛痰效果；有机酸亦有镇咳祛痰作用。另外，本品还有抗炎镇痛、抗惊厥和扩张血管作用，可降血压。

（二）鲜芦根

鲜芦根为禾本科多年生草本植物芦苇的地下茎。味甘，性寒，入肺、胃经，具有清热除烦，透疹解毒之功。适用于热病烦渴，胃热呕吐，肺热咳嗽，肺痈吐脓，热淋，麻疹等。《现代实用中药》称其"为利尿、解毒药，能溶解胆液凝石，治黄疸、急性关节炎"。《本草蒙筌》载其"解酒毒"。

《金匮玉函方》中记载，取鲜芦根150克，煎水不拘时饮服，治心胸烦闷，吐逆。《食医心鉴》中有生芦根粥，以生芦根30克，与红米同煮为粥，用于小儿心烦，呕吐。临床报道，用芦根50克，加水煎煮取汁750毫升，调入适量蜂蜜，熬膏服用，对单纯性便秘、顽固性便秘均显示较好的效果。

据科学实验证明芦根的化学成分较为复杂，其中多糖类成分占的比例较大，此外还含有黄酮类、酚类、甾体类、小分子酚酸及挥发性成分等多种成分。主要药理作用表现为抗氧化和保肝作用等。

（三）葛根

葛根为豆科多年生落叶藤本植物野葛或甘葛藤的根。味甘、辛，性平，入脾、胃经，具有解肌发表，生津止渴，升阳止泻之功。用于外感发热，头项强痛，麻疹初起、疹出不畅，温病口渴，消渴病，泄泻，痢疾等。《千金方》载：

"治酒醉不醒，用生葛法根汁一斗二升饮服。"在现代临床上，葛根制成不同的剂型、口服或肌肉注射或静脉点滴，广泛用于高血压、脑梗、唯一基底动脉供血不足、冠心病等的保健治疗或预防。

现代药理研究证明，葛根中葛根素、大豆苷元、大豆苷等异黄酮类为主要有效成分，对心血管系统、免疫疾病有较好的治疗作用，其制剂治疗头晕头痛、高血压病、心绞痛和耳聋等疾患疗效显著。

第三节　益寿延年方的组方原则

《黄帝内经》云："上古之人，其知道者，法于阴阳，和于术数。"此道亦指摄生之道，而益寿延年方剂则大多针对年老体弱者而设，年老者应用可益寿，体弱者应用可强身，常用此补益之药，则可益寿延年。综观历代医籍所载益寿延年之方，多以补脾补肾为主，系根据老年人脾、肾易虚之特点而设。虽大多如此，但药物配伍有君、臣、佐、使之别，方剂组成要以辨证为依据，各药协调配合，共同达到预期的目的。因而，在方剂组成上是有一定法度的，往往是动静结合、补泻结合、寒热适中、相辅相成的。兹将其原则归结为四个方面，简述如下。

一、动静结合

大凡益寿延年方剂，多有补益之功效，对于年老、体弱之人多有补益。但补益之品，多壅滞凝重，如补脾用甘，但甘味过浓，则易壅气，即所谓"甘能令人中满"；养血宜用阴柔之味，然阴柔者易黏腻凝重，如熟地黄、阿胶之类，此即所谓药之静者。而药至虚处方可得补，补益之意要在补其所需，故药入机体，需借气血之循行方可布散，要有引经之药方可补有所专。血宜流则通，气宜理则散，故行气、活血之味，乃药之动者。动静结合，相得益彰，方可发挥补益之功效，达到补而不滞，补而无弊，补得有功的效果。

二、补泻结合

补泻结合既是益寿延年的药物应用原则，也是方剂组方的配伍原则。药物摄生无论在用药上是补还是泻，都是调节人体的阴阳气血平衡，使之归于阴平阳秘的状态，故在实际应用中应辨证而定。老年人有其脏腑气血之虚的一面，也有火、气、痰、食及感受外邪的一面，宜根据具体情况，虚者补虚，实者泻实，补与泻结合而用。视其虚、实的轻重而有所侧重，补中有泻，防止补之太过；泻中有补，防止泻之太猛。如此，才能保证补而不偏，泻而不伤，以达到摄生益寿的目的。

三、寒热适中

药性有寒、热、温、凉之别，益寿延年方药多用于老年人及体弱多病之人，故在遣方用药方面，应注意药性问题。明代医家万全在《养生四要》中指出："凡养生却邪之剂，必热无偏热，寒无偏寒；温无聚温，温多成热；凉无聚凉，凉多成寒。阴则奇之，阳则偶之，得其中和，此制方之大旨也。"这说明使用药物不宜过偏，过寒则伤阳，过热则伤阴，凉药过多则成寒，温药过多则成热。为防止过偏，在组方时，多寒热相伍而用。如在一派寒凉药中，配以少许热药，或在一派温热药中，加少许寒凉药，使整个方剂寒而无过，热而无燥，寒热适中，则可收摄生益寿之功。

四、相辅相成

传统的益寿延年方药的组方，往往是立足于辨证，着眼于机体全局而遣药组方。年老体弱之人，机体代谢的各个方面往往不是十分协调，常常是诸多因素交织在一起，如阴阳平衡失调，气血精津的相互影响，脏腑、经络不和畅，表里内外的不统一，出入升降失度，等等。虽然方药的组成自有其调治的重点，但也应考虑到与之相关的其他方面。药物的有机配合，不但可以突出其主治功效，而且可兼顾其兼证，做到主次分明，结构严谨。药物的配伍应用的目的，就是通过药物间的相辅相成来体现的。益寿延年方剂即是由以补益为重点，辅以其他的因素而组成的。所以方剂中常常可看到有补有泻，有升有降，有塞有通，有开有阖，有寒有热。开、阖、补、泻合用，则补而不滞，滋而不腻，守而不呆；升、降、通、塞并用，则运行有序，出入得宜，各循其常。

第七章　疾病防控——高血压

高血压是指在静息状态下以动脉血压升高为特征，可伴有心、脑、肾、血管和眼等器官功能性或器质性改变的全身性疾病，它有原发性高血压和继发性高血压之分。高血压发病原因很多，可分为遗传和环境两个主要方面。

按照世界卫生组织建议：正常成人收缩压应小于或等于 140 mmHg，舒张压小于或等于 90 mmHg。在未用抗高血压药的情况下，如大于此水平，应诊断为高血压。按血压水平和靶器官损害又分为 1 级、2 级、3 级和低危、中危、高危、极高危组。收缩压大于或等于 140 mmHg 和舒张压小于 90 mmHg 为单纯性收缩期高血压。患者既往有高血压史，目前正在用抗高血压药，血压虽然低于 140/90 mmHg，亦诊断为高血压。收缩压在 140 ～ 149 mmHg，或舒张压在 90 ～ 94 mmHg，为临界高血压。

有人预测，随着世界人口的增长和预期寿命的延长，心脑血管疾病将一直是导致全球人口死亡的主要原因。高血压是中年以后心脑血管病的主要根源，以下为高血压常见的并发症。

冠心病：高血压是冠心病的主要危险因素之一，高血压患者患冠心病的危险性是正常人的 2 倍，高血压患者如果长期不治疗，将会有 50 ％ 死于冠心病。

糖尿病：在糖尿病人群中，高血压的发病率是正常人群的 2 倍。糖尿病与高血压并存相当常见，它是患者发生动脉硬化和肾功能衰竭的重要原因。

心力衰竭：高血压的常见并发症，流行病学研究表明，40 ％ ～ 50 ％ 的心衰起因于高血压。如果没有治疗，发展为心衰的可能性很大。有人对 5 314 例高血压患者随访 14.1 年，发现有 392 例发生心衰，高血压已被认为是导致左心室肥大和心肌梗死的主要危险因素，而左心室肥大和心肌梗死可引起心脏功能不全。因此，高血压在心衰过程中起着重要作用。

高血脂：研究认为高血压与总胆固醇升高和高密度脂蛋白水平降低密切相关，血脂代谢紊乱，使心脑血管病的危险增加，发病率明显提高。

肾病：人类肾脏参与高血压的形成与维持，反过来，肾脏又因血压升高而受到损害，高血压没有坚持长期治疗，可引起终末期肾功能衰竭，或加速肾实质的破坏，导致原发或继发的肾脏疾病。

周围动脉疾病：高血压使间歇性跛行的危险增加 3 倍，可能是因为血压升高使某些特定的部位，如下肢动脉、颈动脉、冠状动脉硬化加速，导致下肢动脉发生缺血、营养障碍，甚至坏死。

中风：高血压脑卒中的发生率是正常血压下的 7.76 倍，还有研究表明，降压治疗可使中风发生率降低 40%，使冠心病危险降低 15%。

左心室肥大：在所有高血压患者中，有 20%～30% 可查到左心室肥大，轻度高血压患者发生左心室肥大的概率比正常血压者高 2～3 倍，而重度高血压患者可达 10 倍。左心室肥大是心梗的一个潜在危险因素，并影响左心室收缩功能，因此高血压左心室肥大是一个与心血管发病率和死亡率密切相关的重要危险因素。

由此可见，高血压有许多合并症或与许多疾病并存，若不及时坚持有效的治疗，可大大增加心脑血管病的发生率和死亡率。由于部分高血压患者并无明显的临床症状，高血压又被称为人类健康的"无形杀手"。因此，提高对高血压的认识，对早期预防、及时治疗有极其重要的意义。

治疗高血压的主要目的是在控制血压的同时，最大限度地降低心脑血管并发症和死亡率。医生在治疗高血压的同时，要积极干预患者所有的可逆性心脑血管危险因素、靶器官损伤和合并存在的临床疾病。对于一般高血压患者降压目标是 140/90 mmHg 以下，对于合并糖尿病或肾病等的高危患者，血压应在患者能耐受的情况下酌情降至更低水平。

第一节　我国医学对高血压及并发症的认识

中医学里虽然没有高血压这一病名，但文献中对其病因、发病机理、症状和防治方法早有记载，如《黄帝内经》中提到的"诸风掉眩，皆属于肝""肾虚则头重高摇，髓海不足，则脑转耳鸣"，认为眩晕与肝肾有关。

《千金方》指出，"肝厥头痛，肝火厥逆，上亢头脑也""其痛必至巅顶，以肝之脉与督脉会于巅故也……肝厥头痛必多眩晕"，认为头痛、眩晕是肝火厥逆所致。《丹溪心法》说"无痰不眩，无火不晕"，认为痰与火是引起本病的另一种原因。这些都说明了祖国医学对高血压早有认识。

根据高血压的临床主要证候、病程的转归及并发症，目前大多数学者认为，应属祖国医学的"头痛""眩晕""中风"的范畴。而头痛、头胀、心悸、失眠、眩晕、胸痛、颈强、肢麻、舌强、腰痛、半身麻木、口眼歪斜和半身不遂等症状，都可以是高血压的表现。每一种症状都有不同的病因、病机，而不同的症状可以由相同的病因和病机引起，中医学认为，本病可由七情所伤、饮食失节和内伤虚损等诸多因素引起。

一、精神因素

长期精神紧张或恼怒忧思，可使肝气内郁、郁久化火、耗伤肝阴、阴不敛阳、肝阳偏亢、上扰头目。肝肾两脏关系密切，肝火也可灼伤肝肾之阴，形成肝肾阴虚，肝阳偏亢。

二、饮食失节

过食肥甘厚味，饮酒过度以致湿浊内生，湿浊久蕴可以化热，热又能灼津成痰，痰浊阻塞脉络，上扰清窍，发为本病。

三、内伤虚损

劳伤过度，或年高肾亏，由于肾阴不足，肝失所养，肝阳偏亢，内风易动。

在以上各种因素的综合作用下，使人体阴阳消长失调，特别是肝肾阴阳失调。肝肾阴虚，肝阳上亢，形成了下虚上盛的病理现象，故见头痛、头晕、耳鸣、失眠等。肾阴亏损，不能滋养于心，心亦受累，故见心悸、健忘、不寐等症。病久不愈，阴损及阳，则往往导致肾阳不足，兼见畏寒、肢冷、阳痿、夜尿增多等阳虚证候；亦可阴损于前，阳亏于后，最后形成了阴阳两虚之证。阳胜又可化风化火，肝风入络则见四肢麻木，甚至口眼歪斜；肝火上冲，可见面红目赤，善怒。风火相煽，灼津成痰，若肝阳暴亢，则阳亢风动，血随气逆，挟痰挟火，横窜经络，扰乱心神，蒙蔽清窍，发生中风昏厥。

此外，因冲脉主血海，任脉主一身之阴，与肝肾也有密切关系，也能引起肝阳上亢，甚至肾阳亦衰，成为阴阳两虚，兼有虚阳上扰之证。

第二节　高血压患者中医健康干预

高血压是一种生活方式病，属身心疾病之一，中医对高血压的预防、治疗及康复各个阶段均有其优势点和优势环节，特别是在对临界高血压和高血压部分并发症的防治上优势明显，将中医药理论、技术应用于高血压患者的管理中，具有广阔的前景和良好的社会效益。对于正常高值血压，通过食疗、运动、导引、养生等可使平均血压下降。对于高血压患者，食疗、导引及养生方法有助于血压的控制，配合中药内服，能使部分患者血压恢复正常。顽固性高血压及合并有较多症状的患者，中医药方法可起到减轻症状、协助降压、减少靶器官损伤的作用，从而达到未病先防、已病防变。

一、常用中成药及茶饮治疗

（一）阴虚阳亢证

1. 中成药

脑立清胶囊，重镇潜阳，平肝息风。每次 3 粒，每日 2 次，疗程 4 周。牛黄降压丸，平肝潜阳，清热化痰。每次 1 ～ 2 丸，每日 2 次，疗程 4 周。杞菊地黄丸，滋补肝肾，每次 8 粒，每日 2 次，疗程 4 周。

2. 茶饮

菊花茶：白菊花、绿茶，开水冲泡饮服。苦丁桑叶茶：苦丁茶、菊花、桑叶、钩藤各适量，开水冲泡饮服。菊楂决明饮：菊花、生山楂片、决明子各适量，开水冲泡饮服。车前子茶：车前子 30 克、益母草 20 克、夏谷草 20 克、决明子 20 克，水煎后代茶饮，每日一剂，七天一疗程。

（二）气血两虚证

1. 中成药

归脾丸，益气养血，安神。每次 1 丸，每日 2 次，疗程 2 周。

2. 茶饮

龙眼红枣茶：龙眼肉、红枣、白糖各适量，开水冲泡饮服。党参红枣茶：党参、红枣、茶叶各适量。开水冲泡饮服。亦可将党参、红枣、茶叶加水煎沸

3 分钟后饮用。

（三）痰瘀互结证

1. 中成药

愈风宁心片，活血化瘀，通络定眩。每次 5 片，每日 3 次，疗程 4 周。

2. 茶饮

降脂益寿茶：荷叶、山楂、丹参、菊花、绿茶各适量，开水冲泡饮服。陈山乌龙茶：陈皮、山楂、乌龙茶各适量，开水冲泡饮服。

（四）肾精不足证

1. 中成药

健脑补肾丸，补肾益精，口服，一次 15 粒，一日 2 次。

2. 茶饮

杞菊茶：枸杞子、杭菊、绿茶各适量，开水冲泡饮服。黑芝麻茶：黑芝麻、绿茶各适量，开水冲泡饮服。

（五）肾阳亏虚证

1. 中成药

金匮肾气丸，温肾散寒。每次 2 丸，每日 2 次，疗程 4 周。

2. 茶饮

杜仲茶：杜仲、绿茶各适量。用开水冲泡，加盖。

（六）冲任失调证

1. 中成药

坤宝丸，滋补肝肾，镇静安神，养血通络。口服，一次 50 粒，一日 2 次。

2. 茶饮

归杞梅花茶：当归、枸杞子、白梅花各适量，开水冲泡代茶饮。

以上所述的中成药、茶饮，中医强调应在医生的指导下辨证服用，也仅作为高血压的辅助治疗，切勿盲目、长期、大量服用，以免耽误病情，造成不必要的损害。

二、针灸疗法防治高血压

（一）耳穴疗法

选用生王不留行。选穴：降压沟、降压点、肝、皮质下、高血压点。操作方法：将王不留行压于相应耳穴处，胶布固定，每穴用拇指、食指对捏，以中等力量和速度按压 30～40 次，达到耳郭发热、发痛。两耳穴交替贴压，3～5 天一换，14 天 1 个疗程。

（二）体穴按压

对于高血压患者可辨证施穴，穴位按压可起到以指代针、激发经络、疏通气血的效果。

选穴：①阴虚阳亢证者选用太冲、太溪、三阴交、风池、内关；②气血两虚证者，选用气海、血海、中脘、太阳、合谷、足临泣等；③痰瘀互结证，按压中脘、丰隆、足三里、头维、血海、公孙；④肾精亏虚者，选用肾俞、命门、志室、气海、关元、足三里、三阴交；⑤肾阳亏虚证者，选用关元、百会、足三里、三阴交、神阙、大椎；⑥冲任失调者，选用关元、中极、归来、三阴交、中都。

方法：用指尖或指节按压所选的穴位，每次按压 5～10 分钟，以有酸胀感觉为宜，14 天 1 个疗程。

三、中医足浴疗法

（一）原理

足是人体上一个蕴含无限宝藏的神秘器官，足掌这个狭小的空间汇集了身体一半的经络。足为三阴经（肝、脾、肾）之始，三阳经（胃、胆、膀胱）之终，足部有几十个穴位与五脏六腑有密切联系。"精、气、神"人生三大宝中"精"为首位，足与脏腑中肾关系最甚，故有"肾主两足"之说。而肾为先天之本，元气之根，主藏精气，因此人之足就好比人体之根。"人老足先衰，脚寒百病生"，所以"养树护根，养人护足"。温水泡脚时温热刺激使腿及全身毛细血管扩张，周围血液分布增多，循环阻力减少，全身血压也随之下降。可以减轻高血压的症状。俗话说："春天洗脚，升阳固脱。"

（二）材料

足浴盆或桶尽量选用木质的为好，桶高应不低于40厘米，温水泡脚，水温为40℃左右。

（三）足浴时间及方法

下午与晚间各泡脚1次，每次30～40分钟。双足浸泡，尽量让水没过足踝（有足浴桶者可至膝以下），水温保持在40℃左右。足浴后可按摩涌泉、太冲等穴。

（四）中药配方

①阴虚阳亢证者可选用磁石降压方：磁石、石决明、当归、桑枝、枳壳、乌药、蔓荆子、蒺藜、白芍、炒杜仲、牛膝各6克，独活18克。将诸药水煎取汁，放入浴盆中，待温时足浴，每日1次，每次10～30分钟，每剂药可用2～3次。②痰瘀互阻证，选用法半夏三皮汤：法半夏、陈皮、大腹皮、茯苓皮各30克。水煎取汁，待温时足浴，每次15～30分钟，每日1剂，连续3～5天。③肾阳亏虚证者，选用杜仲木瓜汤：杜仲、桑寄生、木瓜各30克。水煎取汁，放入浴盆中，用毛巾蘸药液热熨腰痛部位，待温时足浴，每日2次，每次10～30分钟，每日1剂，连续3～5天。④冲任失调者，选用三藤汤（香瓜藤、黄瓜藤、西瓜藤各30克），水煎取汁，候温足浴，每日2次，每次10～15分钟，连续7～10天。⑤高血压足浴通用方——邓铁涛教授"浴足方"，怀牛膝、川芎各15克，天麻、钩藤（后下）、夏枯草、吴茱萸、肉桂各10克。加水2 000毫升煎煮，水沸后10分钟，取汁趁温热浴足30分钟，上、下午各1次，2～3周为一疗程。

四、四季养生防治高血压

中医理论中有"天人合一"，即人与自然相统一之说，季节更替时天气变化无常，如夏秋交替，冷热更迭，容易因气候突变而加重病情，出现头痛、头晕、耳鸣、目眩、心悸等症状。中医重在治未病，如能在气候多变的季节根据个体特点在情志、饮食及运动方面加以调节，则可能起到比服用药物更好的效果。

（一）情志调摄

顺应四季变化规律，遵循四季养生法则，调摄情志，精神乐观，心境清净。"宜节忧思以养气，慎喜怒以全真"，"恬淡虚无，真气从之，精神内守，病安从来"。保持开朗乐观情绪，避免七情过极，致肝气郁滞，肝火上炎而发病；对性情急躁者，教育其遇事要冷静，注意适当克制情绪。诗词歌赋、琴棋书画、花鸟虫鱼，均可益人心智、怡神养性，有助于高血压的调治。多听一些抒情柔缓的音乐来调节情绪，防止恼怒而诱发高血压。对性情忧郁、情绪不稳定者，教育他们多与亲朋好友及同事交谈沟通，参加有益的社会活动，坦然对待不顺心之事，调节不稳定情绪，平时可听一些激扬、豪迈的音乐以调动情绪，防止悲忧和惊恐等。

（二）平衡饮食

高血压患者在季节变换时要少吃酸性食品，多吃能补益脾胃的食物，如瘦肉、禽蛋、大枣、水果、干果（杏干）等；多吃韭菜、芹菜、菠菜、洋葱等新鲜蔬菜，能有效降低胆固醇，减少胆固醇在血管壁上的沉积，利于血压的调控；多吃甘温食物，如大枣、花生、玉米、豆浆等。如杏干钾含量丰富，相当于香蕉的3倍，钾具有降低血压的功效，钾摄入量大于钠时，有助于预防高血压、心脏病，杏干被称为"抗高血压冠军"。

（三）运动调治

体力运动基本可以分为三大类型：一是有氧运动，又称耐力运动，如步行、骑车，有利于增强心肺功能；二是无氧运动，又称力量运动，如举重、跳跃、快跑，可增强肌肉力量；三是屈曲和伸展运动，如太极拳、韵律操，可增强机体的柔韧性，预防肌肉和关节损伤。

高血压患者在季节变换时应当遵循"动中有静、静中有动、动静结合、以静为主"的原则。坚持户外锻炼，以户外散步、慢跑、太极拳、气功等慢节律、运动量小、竞争不激烈、不需要过度低头弯腰的项目为宜，并以自己活动后不觉疲倦为度。

（四）顺应四季

通过顺应季节变化，调整阴阳，使人与自然和谐相处，从而达到阴平阳秘、养生保健的功效，使高血压患者在四季更替的过程中泰然自处、血压平稳少波动。春季肝气当令，万物生发，血压易偏高，应多户外活动，注意戒怒；夏季炎热，暑湿为邪，注意饮食勿过油腻及生冷，勿使大汗伤津；秋季干燥，阴虚之人当注意勿使津伤阴亏；冬季寒冷，肾阳不足当注重保护阳气，宜足浴。

第三节　高血压的生活方式和饮食治疗

一、高血压食疗

可根据每个人的体质特点辨证选用食疗。

（一）芹菜粥

芹菜连根 120 克，粳米 250 克。芹菜洗净，切成几段，粳米淘净。芹菜、粳米放入锅内，加清水适量，武火烧沸后转用文火炖至米烂成粥，再加少许盐和味精，搅匀即成。

（二）菊花粥

菊花细末 15 克，粳米 100 克。粳米淘净放入锅内，加清水适量，用武火烧沸后，转用文火煮至半成熟，加菊花细末，继续用文火煮至米烂成粥。每日 2 次食用。

（三）绿豆海带粥

绿豆、海带各 100 克，大米适量。将海带切碎与其他两味同煮成粥。可长期当晚餐食用。

（四）荷叶粥

鲜荷叶 1 张，粳米 100 克，冰糖少许。将鲜荷叶洗净煎汤，再用荷叶汤同粳米、冰糖煮粥。早晚餐温热食。

（五）醋泡花生米

生花生米浸泡醋中，5 日后食用，每天早上吃 10 ～ 15 粒，有降压、止血及降低胆固醇作用。

（六）糖醋蒜

用糖、醋浸泡 1 个月以上的大蒜瓣若干，每天吃 6 瓣蒜，并饮其糖醋汁 20 毫升，连服 1 个月，适用于顽固性高血压。

（七）罗布麻五味子茶

罗布麻叶 6 克，五味子 5 克，冰糖适量，开水冲泡代茶饮。常饮此茶可降压，改善高血压症状，可防治冠心病。

（八）首乌大枣粥

何首乌 60 克，加水煎浓汁，去渣后加粳米 100 克、大枣 3 ～ 5 枚、冰糖适量，同煮为粥，早晚食之，有补肝肾、益精血、乌发、降压之功效。

（九）淡菜紫菜汤

淡菜、紫菜或芹菜各 10 ～ 30 克，每日煮汤喝，15 日为一疗程，降压有效。

（十）胡萝卜汁

胡萝卜汁每天约需 1 000 毫升，分次饮服。医学研究证明，高血压患者饮胡萝卜汁，有明显的降压作用。

（十一）灵芝汤

将灵芝切成碎片，放入锅中，加清水适量，文火炖 2 小时，取汤加蜂蜜，早晚各服用一次，可降血压。

（十二）胡萝卜粥

鲜胡萝卜 120 克，切碎，与粳米 100 克煮粥食用。

（十三）大蒜粥

大蒜 30 克放入沸水中煮 1 分钟后捞出，再取粳米 100 克放入煮蒜水中煮成稀粥后，重新放入大蒜再煮片刻食用。

（十四）葛根粉粥

葛根粉 30 克，粳米 100 克，同煮为粥，作为早餐食用。

二、高血压患者吃什么好？

要向患者宣传"若食口爽而忘避忌，则疾病潜生"的道理，选择食物秉持"五味不过"的原则，合理搭配，做到低脂、低胆固醇、清淡饮食，忌长期恣食肥甘厚味，以防脾胃郁伤，健运失司，致聚湿生痰，痰浊内盛，化热化火，上扰清宫而诱发高血压。

（一）防治高血压的食物

①菌类：灵芝、黑木耳、白木耳、香菇。②叶菜类：芹菜、茼蒿、苋菜、汕菜、韭菜、黄花菜、荠菜、菠菜等。③根茎类：茭白、芦笋、萝卜、胡萝卜、荸荠、马蹄。④花、种子、坚果类：菊花、罗布麻、芝麻、豌豆、蚕豆、绿豆、玉米、荞麦、西瓜籽、葵花籽、莲子心。⑤水产类：海带、紫菜、海蜇、海参、青菜、海藻、牡蛎、鲍鱼、虾皮、银鱼。⑥动物类：牛奶（脱脂）、猪胆、牛黄、蜂蜜。⑦水果：苹果、西瓜、鲜梅、柠檬。此外有食醋、豆制品等。

（二）含优质蛋白和维生素的食物

含优质蛋白和维生素的食物有预防高血压的作用，主要有鱼、牛奶、瘦肉、鸡蛋、豆类及豆制品等和含钾高的食物。

三、高血压患者注意事项

（一）改变不良生活习惯

"色欲过度则伤肾，起居过度则伤肝。"起居应顺应自然，戒烟限酒。长期吸烟，"毒草重灼脏腑，游行经络，壮火散气"，烟中的尼古丁能使血管痉挛，加速动脉硬化，使血压升高；嗜酒无度，损伤脾胃，运化失健，痰浊内阻，清阳不升，导致眩晕。酒后可发生心率加快，血压升高。平时要注意锻炼身体，促进血脉流通，控制体重。

（二）少食脂肪、动物蛋白质及甜食，尽量不食动物内脏

饮食以低热量、低脂肪、低胆固醇食物为宜。为了保持血压相对稳定，高血压患者也应尽量避免食用有刺激性的食品，如辛辣调味品。红茶中含咖啡因较多，高血压患者尽量避免饮用。

（三）定期健康体检

无论是易患人群还是健康人群，都应根据自身的体质、年龄、生活、工作等状况，定期到医疗机构进行健康体检，以便早期发现易患因素，及时调理偏颇体质，采取干预措施，达到未病先防目的。

（四）服用降压药留意"三忌"

除了要在医生的指导下选择适合自己病情的药物，服用降压药还必须注意以下"三忌"。

忌随意间断用药：高血压是目前世界公认的引发脑卒中的首要危险因素。血压越高和高血压持续时间越长，脑卒中发生的可能性就越高。很多患者往往在治疗期间感到症状减轻或者消失，就自作主张间断用药，这样的服药方法很不好，会造成血压忽高忽低，使血压得不到持续控制。高血压为终身性疾病，病因复杂，至今无法根治，只能对症降压治疗，因此必须坚持终身服药。如果服降压药后血压降至正常水平，只能说明此时选用的降压药和服用的剂量基本合适，使血压得到控制，并不能说明高血压已得到治愈或心、脑、肾血管受累发生的病变已恢复正常，所以仍应坚持治疗。当然，血压平稳后，可以在医

生的指导下适当减少药量。从目前情况来看，多数患者需要持之以恒，长期用药。

忌睡前服用药物：高血压患者服降压药的目的是控制血压，防止发生并发症。当人入睡后，因人体"生物钟"的控制，加上人体处于静止状态，可使血压自然下降。有专家观察发现，人入睡后血压可下降 20%，且以入睡后 2 小时最为明显。如果患者在临睡前服了降压药，2 小时后正是降压药的高效期，这样两种作用重叠，就可导致血压明显下降，使心、脑、肾等重要脏器发生供血不足，甚至诱发脑血栓或心肌梗死。因血压的峰值出现在每天 6～12 点，故临床上主张将降压药安排在晨间服用，以控制高血压的峰值，对预防并发症的发生有积极意义。除已知当时血压过高外，一般应避免睡前服降压药。如每天多次服药，应将每天末次服药的时间安排在睡前 3～4 小时。尽量选择缓释剂或控释剂，以避免这种情况的发生。

忌单纯药物治疗：药物干预是高血压必需的治疗原则，但是在服用药物的同时注意调整生活方式，才能更有效地发挥药物疗效，利于血压的稳定。

四、高血压饮食要点

高血压患者饮食需要适时定量，不饥不饱，不暴饮暴食。

食盐有"百味之母"的美誉，是生活中不可少的调味品。正常人每天盐分摄入不宜超过 6 克，其中包括酱油、咸菜等各种途径摄入盐的总量。高血压患者食盐摄取每天应该限制在 3 克以下。水肿明显时，更应严格控制食盐。但长期低盐或者缺盐，会导致食欲不振、全身乏力等现象，所以不能采用无盐饮食。

高血压患者要多食含钾丰富的食物，如油菜、菠菜、小白菜及西红柿、杏干等。吃含钾的食物不仅能保护心肌细胞，还能缓解进食钠太多引起的不良后果。但高血压并发肾功能不全时，不宜吃含钾多的食物，否则会因少尿而引起体内钾积蓄过多，导致心律失常以致心脏骤停。

总之，高血压患者的饮食宜以清淡为主，宁素勿荤，宁淡勿浓，宁饥勿饱，生活上做到调情志、益肾精、慎饮食。

第四节　高血压前期的防治

一、高血压前期的定义及危害

美国心肺血研究所第 7 次报告（JNC7）首先提出"高血压前期"的概念，即收缩压为 120 ～ 139 mmHg 和（或）舒张压为 80 ～ 89 mmHg 的血压阶段。2005 年中国高血压防治指南提出的血压正常高值分类，与 JNC7 界定的高血压前期血压区间是相同的，虽没有明确提出高血压前期的概念，但确定了从正常血压到高血压这一过渡阶段的存在，是介于健康与疾病之间的一种状态。

高血压前期人群是高血压的强大后备军，在高血压前期，即有亚临床病变的改变，因此对高血压前期的研究和干预有重要意义。高血压前期属中医"治未病"范畴中"未病先防"的内容，"先期干预"是治未病理论下高血压前期的处理原则，"见肝之病，当先实脾"是治法，中医药干预高血压前期是治未病理论在临床中具体运用的范例之一。

高血压作为我国的重大病、常见病、多发病，严重威胁着国人的健康，一旦出现并发症，不仅预后严重，还造成社会、家庭沉重的经济负担。对高血压前期的研究和干预成为当前医务工作者越来越重要的目标和任务，中医药在此领域发挥的作用具有很大潜力，尤其是中医治未病理论在中医药干预高血压前期的临床运用方面。所以高血压前期的防治有着重要的社会效益和经济效益。

高血压前期虽然不是高血压，但已有亚临床病变发生或器官的损害，只是症状不明显或血压未达到诊断标准，属中医"治未病"范畴中的"未病先防"阶段，符合"欲病"概念。《备急千金要方·论诊候第四》中提出："古人善为医者，上医医未病之病，中医医欲病之病，下医医已病之病，若不加心用意，於事混淆，即病者难以救矣。"这种"欲病"状态，通过节饮食、明地域、慎劳逸、适寒暑，外以避邪气，预防致病因素的侵袭，得以达到长期保持"正气存内，邪不可干"的健康状态。将疾病控制在"欲病"状态。

防治措施：对有引起高血压的危险因素，但尚未发生高血压的人群采取有效的预防措施，以减少发病率。健康的生活方式包括限盐（每日摄盐量不超过 3 克）、减体重、合理膳食、减轻心理社会压力、戒烟限酒，少食高脂肪、高热量饮食，多做有氧运动，如步行、慢跑、爬山、骑自行车等锻炼。生命在于运动，"流水不腐，户枢不蠹"。人体就像机器一样，要不停地运动才能保证不生锈。锻炼可使人体各个器官新陈代谢旺盛，推迟器官衰老。体育锻炼可促进血液循环，降低胆固醇，促进能量消耗，起到减肥的效果。锻炼的强度与时间应当因人而异，一般在 30～60 分钟为宜。

第五节　治未病与高血压的三级预防

临界高血压阶段是未病先防的关键阶段，一旦患病，就到了"既病防变、病后防复"阶段，应及早采取防止疾病蔓延、传变的措施。病后要加强调摄，采取针对性健康教育措施，及早治疗后遗症，防止疾病复发。

一、持续改变生活行为

中医认为，"心痛者，风凉邪气乘于心也"，因此居处应寒温适宜，低盐清淡饮食，避免过食膏粱厚味产生痰浊，阻塞经络，发生胸痹，戒烟忌酒，少食辛辣。体胖者，适当限制饮食，降低体重，少食精白米饭，多食糙米及杂粮，选择有降压效果的食物，如洋葱、芹菜、海蜇皮、大蒜、海参、绿豆等。在欧洲享有"植物奶"之名的豆浆，营养丰富，含有植物蛋白和磷脂、B 族维生素、烟酸、铁、钙等，是防治高血压、动脉硬化、高脂血症的理想食品。或者按体质、疾病证型调整膳食；劳逸结合，慎防劳心、劳力和房事太过，注意休息，经常散步、打太极拳、做保健操或进行户外运动。调情志，避免"七情之由作心痛"，促使气血阴阳平和，降低并稳定血压。

二、良好的遵医行为

在采用非药物治疗效果不佳时，应在专科医生指导下合理用药。目前，常用的抗高血压药物有利尿剂、钙通道阻滞剂、β 受体拮抗剂、血管紧张素转化酶抑制剂及血管紧张素 II 受体拮抗剂等五大类。理想的降压药物应能够逆转高血压的血流动力学改变，保持良好的器官血流灌注，预防和逆转靶器官的损害，减少并发症发病率和死亡率，改善整体健康状况，保证生活质量，不引起代谢障碍，无不良作用，以达到控制血压、症状消失的目的。要避免血压忽高忽低、擅自停药、增减药量或换药。如血压控制不理想，需要增加药量或更换药物，应遵从医嘱。教育患者掌握服药的注意事项，注意观察药物的疗效及不良反应。

三、疾病的自我监测

在积极了解、学习高血压相关知识的前提下，家庭要备有血压计，掌握自我监测血压的方法，了解血压变化规律，或经常到社区医疗机构监测血压。如感突然头痛、恶心、呕吐或手脚麻木不利、语言謇涩、口角歪斜或心痛不适、呼吸困难甚至昏仆，立即就医。

四、病后的调养

大病后患者原本气虚及肾阴亏虚的体质更为突出，气虚络瘀，阻闭经络，易再发中风、胸痹（缺血性心脏病）之病；肾阴亏虚，风阳随时妄动，使中风再发；肾水不能滋养于心，心脉失养，易再发胸痹；肾之阴阳两虚，命门火衰，随时再发水肿喘症（心、肾功能不全）。因此，病后给予调气血、补肾虚的饮食，中药配合调理指导。慎起居，保证休息，不妄作劳，适当运动，控制情绪，坚持长期服用降压药等，定期复诊检查，及早纠正各项不利的检测指标等，使患者掌握自我保健方法，提高防病治病的主观能动性，消除诱发因素，防止疾病的复发。

五、康复训练

中风患者要有计划地进行肢体功能活动、语言功能的训练，如针灸、按摩、理疗等。胸痹及水肿喘症患者应循序渐进地教育指导床上、室内、室外活动，以后逐步过渡到户外活动，如散步、做保健操、打太极拳、练气功等，以调达气机，促进器官功能恢复，避免久卧久坐不起，造成气血运行不畅、血栓形成而复发疾病。

中医"治未病"理论在预防高血压的发生发展中，有着极其重要的指导作用。健康教育是预防和控制高血压的基础和前提，通过健康生活方式的教育指导、定期健康体检等，使患者自觉改变诱发疾病的不良行为，消除危险因素，以便有效防止或延缓高血压的发生。

一旦发生疾病，积极采取防变措施，控制疾病及逆转疾病对心、脑、肾的损害，提高对疾病的监控及自我管理的能力，达到防止或延缓疾病复发及恶化的目的。

第六节　高血压的辨证施治

一、肝阳上亢

头痛且胀，头晕目眩，烦躁易怒，夜眠不宁，或兼胁痛，面赤口苦。舌红，苔薄黄，脉弦有力。证候分析：诸风掉眩，皆属于肝，肝失条达，肝阳上亢，阳化风动，上扰清窍，故头痛且胀，头晕目眩；肝火亢盛，扰乱心神，则烦躁易怒，夜眠不宁；肝胆气郁，化火上炎，则胁痛，面赤口暗；舌红，苔薄黄，脉弦有力，均为肝阳亢盛之象。治宜平肝潜阳。选方：天麻钩藤饮，龙胆泻肝汤。此型多见于高血压早期。

二、肝肾阴虚

头部隐痛，目眩耳鸣，五心烦热，腰腿酸软。舌红少苔，脉细或细数。证候分析：肝肾阴虚，阴不敛阳，虚阳上扰，故头部隐痛，目眩耳鸣；阴虚内热，则五心烦热；腰为肾之府，肾主骨，肾亏则腰腿酸软；舌红少苔，脉细，均为肝肾阴亏之象，脉细数则为阴虚内热之象。滋补肝肾养阴填精，杞菊地黄丸，二至丸加减。

三、痰湿内阻

头痛而重，眩晕，胸闷，恶心，食少，多寐。舌苔白腻，脉濡滑。证候分析：痰湿内阻，上蒙清阳，则头痛而重，眩晕多寐；中阻气机，则胸闷；浊阴不降则恶心；脾胃虚损则食少；舌苔白腻，脉濡滑，均为痰湿内盛之象。化痰祛湿。健脾和胃，半夏白术天麻汤加减。

四、瘀血内停

头晕头痛，痛如针刺，或胸闷刺痛；唇舌青紫或舌有瘀点瘀斑，脉细或涩。证候分析：久病入络，瘀血内停，脉络不畅，则头晕头痛，痛如针刺，或胸闷刺痛；唇舌青紫或舌有瘀点瘀斑，脉细或涩，均为瘀血内停之象。活血化瘀，疏通经络，桃红四物汤加减。

五、阴阳两虚

眩晕，健忘，消瘦，口干，五心烦热，神疲乏力，少气懒言，或夜尿频作，腰腿酸软。舌质淡红，苔薄，脉细无力。证候分析：肾精不足，无以充脑，清窍空虚，故眩晕、健忘；无以养体，则消瘦；无以生津，则口干；阴虚内热，则五心烦热；阴损及阳，阳气渐衰、神疲乏力，少气懒言；气化不利，则夜尿频作；肾虚于下，则腰腿酸软；舌质淡红，苔薄，脉细无力，为阴阳两虚之象。选方金匮肾气丸加减。此型相当于高血压的第三期失代偿阶段。

第七节　高血压的十大认识误区

高血压作为一种常见病，患者不仅需要医生的指导，自己也要正确认识疾病、配合治疗。但由于与医生交流有限，患者和家人常缺乏高血压保健知识，有许多误区亟须澄清。

一、灵丹妙药根治高血压

一经确诊，绝大多数高血压病患者都需要终身坚持非药物和药物治疗。但不少广告宣称，某种药物、高科技产品、保健食品或保健仪器能根治高血压，不必再吃降压药，这些全是虚假宣传，会影响高血压的规范治疗。目前，全世界尚没有哪一种药物、仪器能够根治高血压。不管在何地、何种媒体宣传的能根治高血压的"灵丹妙药"，都是虚假宣传，人们要擦亮眼睛。

二、没有症状血压就不高

"没有症状血压就不高"，这是错误的认识，因为大部分高血压都没有症状，而且高血压患者无论有无不适，都容易发生脑卒中、心脏病或肾功能不全，甚至为此丢掉性命。因此，世界卫生组织称高血压为"无声杀手"。要了解自己的血压水平，就必须测量血压：年龄大于 18 岁的成年人，建议每 2 年测 1 次血压；35 岁以上的人每年测量 1 次血压；对容易发生高血压的人（包括血压在 130 ～ 139/85 ～ 89 mmHg、肥胖、长期过量饮酒、有高血压家族史者），建议每 6 个月测量 1 次血压。如果已有高血压，测量的频率就要更高。

三、在医院比在家量血压准

在医院和在家中测血压，结果可能有一定差别。一般，医院诊室测量的血压值偏高，容易过度诊断高血压，医生也有可能给予一些不必要的药物治疗。因此，对于诊断高血压，以及明确服用降压药物的效果，可以通过家庭血压测量来补充。专家推荐在家用经国际标准化认证的上臂式电子血压计进行测量，不推荐腕式或手指式血压计。有很多人因为就医紧张，在医院测量的血压数值高，而在家庭测量的血压不高，这叫"白大衣性高血压"。

四、用药太早，以后会无效

部分高血压患者认为，降压药用得太早会导致以后用药无效，如现在症状不重就不要用药，这种想法非常危险。因为血压升高后，心、脑、肾等多个器官会在不知不觉中受到损害。血压控制得越早，越能预防心、脑、肾受到伤害，其远期的预后就越好。如果等到这些脏器出现了并发症，就已错过了最佳治疗时机。

五、服药影响肝肾功能

绝大部分降压药都是经肝脏代谢和肾脏排泄的，但这并不表示对肝肾功能都有损害。各种药物对人体都有不同程度的不良影响，由于每个患者的反应性不同，不良反应的表现也可各有不同。有些人由于担心降压药物的不良反应而不敢使用。实际上，仅有很小一部分人服用降压药物会有不良反应，相比高血压致残、致死的严重后果而言，服用降压药物利大于弊。

六、凭感觉服用降压药

一些高血压患者凭感觉用药，头晕吃药，头不晕不吃药。其实，血压的高低是无法感觉出来或估计出来的。没有不适感觉，并不能说明血压不高。血压的高低与症状的轻重没有明确的关系。高血压患者应定期测量血压，如每周至少测量血压 1 次，不能"跟着感觉走"。还有些人在血压降至正常后就停药，这是非常有害的做法。停药后，血压会再次升高，导致血压波动，加重对心、脑、肾等器官的损害。

七、降压只用保健品

近些年保健食品越来越多，各种宣传铺天盖地。很多保健品声称"有良好的降压作用"，但实际上保健食品没有明确的降血压作用。保健品不同于药品，其所谓的功效根本就没有经过科学的临床认证。高血压是引起心脑血管疾病的重要危险因素，消费者若对该类产品认识不够，使用方法不当，很容易产生危险。有高血压的人应当到正规医院就诊。

八、去医院复查前停药

有些人去医院复查之前停止服用降压药物，认为停药后血压测量得更真实，这也是错误的做法。因为降压治疗是一个长期过程，医生更关注服药后的血压水平。因此，无论是否去医院就诊，均应按时服药。

九、长期用药可耐药

还有些人用药一段时间，即使没有不适的表现，血压稳定，也担心耐药，要求换药，其实也没有必要。降压药不像抗生素类药，长期服用发生耐药性的可能性较小。有些患者起初服用药物有效，过一段时间后血压控制不如以前了，多数是由病情进展所致或者发生了其他情况，这时候应该请医生根据个体情况，添加或更换降压药物。

十、降压治疗有药就行

部分人认为，得了高血压后只要坚持长期、规律地服药就好，而对吸烟、饮酒、饮食口味重等不良习惯不加以控制，这也是一种误区。其实药物治疗应该建立在健康生活方式的基础之上，两者缺一不可。因为不良生活习惯会导致血压升高，影响降压药物的效果。正确的做法是除选择适当的药物外，必须长期坚持健康的生活方式。

总之，高血压的治疗应以传统的抗高血压药物控制血压、保护靶器官为主，高血压的三级预防在引进中医学治未病理念和方法后，会获得更好的防治效果。

第八章　疾病防控——隐匿性冠心病

冠心病（CHD）即冠状动脉粥样硬化性心脏病，是由冠状动脉血管发生动脉粥样硬化病变而引起的血管腔狭窄或阻塞，造成心肌缺血、缺氧或坏死的心脏病。冠心病的范围很广泛，还包括炎症、栓塞等引起的管腔狭窄或闭塞，属中医"真心痛""心悸""胸痹"的范畴。世界卫生组织将冠心病分为五大类：隐匿性冠心病、心绞痛、心肌梗死、缺血性心力衰竭、猝死。临床中又分为稳定性冠心病和急性冠状动脉综合征。隐匿性冠心病又称无症状性心肌缺血。中年人、大量吸烟者、老年人或糖尿病患者，无胸痛症状的冠心病发生率较高，要定期体检，做心电图、动态心电图、心肌酶学、冠状动脉造影等检查，以便早期诊断和防治。由于本病是冠心病的早期或建立了较好的侧支循环的阶段，因此预后一般较好，治疗得当可防止发展为严重的类型，特别是猝死。

冠心病作为一种严重危害人类健康的多发病、常见病，随着人们生活水平的提高和人口的老龄化，发病率和死亡率逐年上升，现代医学对冠心病的诊断和治疗都很成熟、有效，对稳定性和不稳定性心绞痛、急性心肌梗死、冠状动脉旁路术后心绞痛复发等，在药物治疗效果不好时积极早期采用介入治疗，将明显提高冠心病心绞痛、急性心肌梗死治疗的成功率。但是要想有效防治冠心病，控制其发生发展，将冠心病控制在疾病的早期，就要切实规范地做好冠心病的一、二级预防，尤其是隐匿性冠心病的防治，才能有效地减少发病率和心血管事件的发生率与死亡率，改善患者的中长期预后、提高生活质量。中医在冠心病防治方面积累了丰富的临床经验，应用"治未病"理论，通过对冠心病及高危人群采取针对性的健康教育，使患者了解有关冠心病的易患因素，改变不良生活方式，建立科学的健康行为，消除紧张恐惧心理，培养良好的心态，增强自我监测能力及自我保健意识，对预防冠心病的发生和复发、控制冠心病患者的病情发展，起到"未病先防，既病防变"的作用，能真正做到未雨绸缪。据统计，80%～90%因冠心病死亡的患者至少有一个与生活习惯有关的危险因素。改变生活行为、有效地控制危险因素可以明显降低冠心病的发病率和死亡率。因此，做好人群冠心病易患因素或危险因素健康知识宣传和普及教育极为重要。

冠心病的危险因素有高血压、血脂异常、超重／肥胖、高血糖／糖尿病，不良生活方式包括吸烟、不合理膳食（高脂肪、高胆固醇、高热量）、缺少体力活动、过量饮酒、社会心理因素等可改变的危险因素。不可改变的危险因素有性别、年龄、家族史。冠心病的发作常常与季节气候变化、情绪激动、体力活动增加、饱食、大量吸烟和饮酒等有关。

第一节 中医对冠心病的认识

人体的生命活动，是靠心脏不停地跳动以供血供氧来完成的，所以《黄帝内经》里有"心为君主之官"，为"五脏六腑之大主"的记载，说明心脏在人体生命活动中具有重要意义。祖国医学认为冠心病诱发因素主要有以下四个方面。

一、情志因素

喜、怒、忧、思、悲、恐、惊七情过用都可引起发病，但主要的是因生气恼怒或忧思气结。《黄帝内经》云"怒则气上，思则气结"，气与血的关系是相互为用的，气为血帅，血为气母，气行则血行，气滞则血瘀，尤其是已经患有心脉淤滞之患者，由于生气恼怒，气机逆乱，或忧思气结，气机淤滞，形成气血循行不畅，若出现心脉淤滞不通，则发生卒然心痛，严重者心脉痹阻不通而发生心肌梗死，甚则危及生命。因此，冠心病患者要心胸宽阔，遇事不怒，平时保持和悦的心境，这对病情恢复很有裨益。

二、劳倦伤气

《素问·百病始生篇》云"劳则气耗"，过劳使心脏负荷加重，过度劳倦则消耗元气，元气虚则心气自虚，心气虚则推动血液运行无力，尤其是营养心脏之正经及支别脉络已有瘀浊阻滞者，气血循行不畅，耗气之后，心气无力推动血脉循行，日久气血痹阻不通，则猝然心痛。

三、寒邪内袭

人生于天地之间，自然气候的变化与人体息息相关，如外界气温的变化，必然影响人体。气血在体内循行是热则流畅，寒则凝滞，因而寒邪侵袭人体，必定影响经脉气血运行。王叔和在《脉经》中说："厥心痛者，乃寒气客于心包络也。"由于寒冷致使经脉挛缩细急，气血循行不畅，营养心之经脉出现淤滞之病变，故而发生真心痛。

四、饥饱失度

《黄帝内经》云："饮食自倍，肠胃乃伤。"饮食饥饱失度，损伤脾胃之气，脾气虚则子盗母气，而致心气虚，心气虚则推动血液循环不利，诱发本病。《素问·平人气象论》云："胃之大络名曰虚里，贯鬲络肺，出于左乳下，其动应衣脉宗气也。"胃气伤则脉宗气受损。所谓"脉宗气"实指心脏之气，心气推动血液运行无力，尤其影响营养心脏之脉络气血瘀滞不通时，则猝发心痛。

中医将冠心病归属为"胸痹""真心病""厥心痛"等病证范畴。中医认为本病病位在心，与脾、肾等脏关系密切。其病机为本虚标实，本虚者，因禀赋不足，年迈肾衰，营血虚少引起心之阴阳、气血虚损，特别是心气虚和心阴虚，并根源于脾肾；标实者，系膏粱厚味、七情过激、劳逸失度、壅瘀生热产生之气滞、血瘀、痰浊、寒凝、热结，特别是痰瘀互结，阻遏胸阳，闭塞心络，不通则痛，从而出现冠心病的一系列症候表现。其中，脏腑经络气血功能失调，人体阴平阳秘的平衡被破坏，是发病的内在原因。内因是发病的基础，外因是发病的条件。所以，冠心病患者应力求避免各种诱发因素，防患于未然，是为上策。

第二节 隐匿性冠心病的治疗

一、内科治疗

①改变生活习惯：戒烟限酒，低脂、低盐饮食，适当体育锻炼，控制体重等。②药物治疗：抗血栓（抗血小板、抗凝）用阿司匹林、氯吡格雷、肝素等，减轻心肌氧耗量（β受体阻滞剂）用美托洛尔，缓解心绞痛（硝酸酯类）用硝酸甘油，调血脂稳定斑块用他汀类调血脂药，如辛伐他丁等。

二、中医药治疗原则和方法

（一）活血化瘀法

活血化瘀是中医药防治冠心病中应用最早、使用最多、研究最为深入的治疗法则。活血化瘀方药的实验研究表明，这类药物中大多数具有抗血小板黏附、抗聚集及血栓形成、改善血液流变学特性等作用。多种活血化瘀方药还有扩张血管、保护心肌和降低心肌耗氧量等作用。活血化瘀方药的代表方剂多由川芎、丹参、红花、赤芍、降香等中药组成，有片剂、冲剂、针剂等剂型，中药注射剂的丹参粉针、川芎嗪、银杏达莫、血栓通（三七制剂）等在临床上已应用几十年，具有一定程度的抗凝和溶栓作用，能扩张冠状动脉，改善心肌供血，疗效显著。

（二）芳香温通法

根据"寒则凝，温则行"的理论，以及宋代《和剂局方》中苏合香丸可治"卒心痛"的记载，临床上用苏合香丸治疗心绞痛急性发作，也获得了较好疗效。苏合香丸是芳香温通的代表方剂之一，冠心苏合丸由朱砂、苏合香油、冰片、乳香、檀香、青木香等中药组成。

（三）宣痹通阳法

冠心病的病机为痰凝导致气滞，气滞引起血瘀，故认为痰凝气滞为其发病基础。临床表现为胸闷气短，常在劳累、激动、受寒、饮食时发生心绞痛。豁痰理气、宣痹通阳可防治本病。代表方剂：瓜蒌薤白白酒汤，用于心绞痛有窒息感者；瓜蒌薤白半夏汤，用于有压榨感的心绞痛患者；枳实薤白桂枝汤，用于有闷胀感的心绞痛患者；等等。

（四）益气活血及益气补肾法

鉴于冠心病的中医辨证具有本虚标实这一特点，有人提出治疗冠心病应标本兼顾，采用益气活血、益气补肾或扶正固本的法则，使用人参、黄芪、当归等中药。

（五）益气养阴法

代表方剂有生脉注射液和生脉胶囊（人参、麦冬、五味子）等。

（六）痰瘀同治法

有人指出胸痹心痛不论何种病因，一旦痰瘀形成，即出现痰瘀交阻的恶性循环，使病情日趋严重，治疗上应通阳豁痰与活血通络并行，切不可废痰而瘀，亦不可舍瘀治痰。因此，主张给予瓜蒌薤白半夏汤与失笑散合方加减治疗。

三、冠心病慎服补品

冠心病的发病机制多为"阳虚阴凝"。这里的"阳"指的是功能，"阴"指的是瘀血和痰浊等一些应排泄出体外的废物。尽管冠心病患者也有"虚"的一面，如心慌、面白、肢冷、气短、乏力等不同表现，但其总的病理变化是缘于因"实"致虚，也就是体内先有了痰与瘀的病理产物，才造成气血流通受阻，从而促使正气虚衰。正确的处理方法是化痰祛瘀，清除这些致病因子，而后可气通血活，恢复脏腑正常活动，即《黄帝内经》所云的"气血未并，五脏安定"。倘若悖其道而行之，"关门缉盗"，留住实邪，则越补越壅。冠心病患者中心气虚显著的也可调补，但必须"剿抚兼施"，或采取"固本清源"的方法。一定要掌握体质、症状、季节的变化，审慎用药，辨证施治。

第三节　冠心病的预防措施

一、注意个人心理卫生

心情舒畅是维持身心健康的保证，喜悦是人生的大境界，能保持一颗欢喜的心，比吃什么灵丹妙药都管用。大怒或紧张可使交感神经高度兴奋，血液内儿茶酚胺含量升高，作用于血管，引起血管收缩，血压上升，心肌耗氧量增加，原有冠心病的患者可突然诱发心绞痛。因此，冠心病患者应尽力避免情绪激动、精神紧张、大喜过悲，在日常生活中要注重精神调摄，尽量保持心情愉快，情绪稳定。

二、适度身体锻炼

参加适当的体育活动。在锻炼身体时不要过猛、过累、过久，以不引起机体不适为度，根据自身情况适当掌握运动量，如早晚散步、做操、打太极拳、五禽戏，坚持练习导引、气功等，也可参加一些娱乐活动，如跳跳老年迪斯科。坚持经常性有效的有氧运动，有利于提高心脏功能。不宜过度劳累，应避免连续繁忙的工作，如长时间的重体力劳动和加班加点的脑力劳动。锻炼以一周 5 天为宜。

当心绞痛突然发作时，应立即停止一切活动，原地休息，及时就诊。

三、调理饮食，注意营养卫生

饮食要做到四少三多，即少吃糖、盐、脂肪、淀粉，多吃蔬菜、水果、蛋白质。控制食量不过饱，以少吃多餐为宜，晚间不宜进食过饱，避免吃含胆固醇高的食物，如荤油、动物内脏、蟹黄、肥肉等，常食葱、蒜、黑木耳、洋葱、豆腐等，可调节血脂。例如，抗心脏病冠军——柿子，含黄酮苷物质，可降血压，软化血管，增加冠状动脉血流量，改善心血管功能，每天吃一个即可，糖尿病、胃病患者不宜多吃。制何首乌、荷叶、山楂、茶叶各 15 克煎水或泡茶，也有调节血脂的作用。戒烟，少饮酒，低盐（食盐每天摄入量小于 6 克）饮食，多食清淡食品，保持大便通畅为总的防治调理原则。

四、保持室内清洁，空气清新

室内可养些花草，净化室内空气，要定期开窗通风，冬季要注意保持一定的室内温度和湿度，防雾霾，预防感冒。秋冬季常常是心脑血管疾病的高发期，要重视预防。

五、遵医嘱按时用药，定期复查

冠心病心绞痛发作频繁者，家中最好备有氧气桶。随身携带"保健盒"，并学会使用"保健盒"内的药物。心绞痛和轻度心律失常患者可在家庭自疗。心绞痛发作时可含硝酸甘油片或麝香保心丸，按压左手内关穴可缓解症状，若仅有期前收缩，可以苦参、炙甘草各15克煎水代茶饮，久服有较好疗效，或老茶树根30克煎水当茶饮，一日一剂，直至心律正常。若发生心肌梗死，则应及时呼叫医生抢救，医生到来之前可指压患者人中、内关，以镇痛、降压、防休克。切忌乱搬动患者，应让患者就地平躺。此外，心肌梗死多骤然发生，且常发生于睡眠中，故老年患者要避免一人独宿。

六、常备急救药品

麝香保心丸、丹参滴丸起效快，疗效确切，能显著缓解冠心病、心绞痛的症状，改善心肌缺血，保护血管内皮，有促进缺血心肌血管新生的作用，常备这些药物也是"治未病"的体现。麝香保心丸以其独特的功效已成为社区家喻户晓的救命药，长期使用能使冠心病、心绞痛、心肌梗死、心肌缺血、室性期前收缩、束支传导阻滞的患者受益。冠心病必须立足于早期治疗、系统治疗、长期治疗。多年临床应用证实该药副作用小，耐受性好、安全性好，是治疗冠心病理想的药物之一。

七、冠心病患者的生活"四要"

如今随着人们生活条件的改善、工作压力的加大，越来越多的中老年人患上了冠心病，严重影响了心脏的健康，如果长期不能得到医治，甚至还会引发严重的心脏病、高血压、脑出血等。因此，得了冠心病，一定要早期治疗。在生活上应该注意以下四点。

（一）晚餐八分饱

饱餐可引起血压升高，心肌耗氧量增加，同时冠状动脉扩张，冠脉血流增加。饱餐后血液中的儿茶酚胺增高，极易诱发冠状动脉痉挛，使冠状血流急剧减少，引起心绞痛等。晚餐最好八分饱，还需清淡饮食，多以易消化的蛋白质食物为主，并配些汤类，适量饮水，进水量不足可使夜间血液黏稠，血流变缓，诱发心绞痛。

（二）少看电视

看电视应控制好时间，不要看内容过于刺激的节目。长时间看电视会引起情绪过分激动，交感神经兴奋，血液中的儿茶酚胺增加，引起血压升高、冠状动脉痉挛，致使心肌缺血，诱发心绞痛或心肌梗死。建议冠心病患者睡前看电视不超过半小时。

（三）经常按摩相关穴位，睡前热水泡足

按时就寝，睡前用温水泡脚，然后按摩双足心，促进血液循环，解除疲乏。在泡足同时按摩双侧涌泉、太冲等穴位。心为君主之官，太渊为肺之原穴、百脉之会，为心脏的平安穴，能预防心律失常。内关穴乃手厥阴心包经之络穴，又是八脉交会穴之一，心包经可以调节心脏的功能，内关穴堪称心脏的保护神，有双向调节心率的作用，能增加心脏的无氧代谢。神门属手少阴心经原穴，位于手腕内侧，小指延伸至手腕关节与手掌相连一侧的凹陷处，有安心宁神的功效，常用于治疗心慌气短、心绞痛，还有辅助降压的作用，对冠心病患者更为适宜。

（四）床头备药

在医生的指导下，床头应自备急救药盒，如硝酸甘油，在心绞痛发作时取1片嚼碎后舌下含服。常用的还有：调血脂药，如藻酸双酯钠、非诺贝特；抗凝剂，如阿司匹林、潘生丁，以保证正常血液黏稠度；活血化瘀药，如复方丹参片、川芎嗪片。

第四节　保护血管健康，防治心脑血管疾病

人体是由血管组成的，血管健康决定着人的寿命，而由胆固醇沉积形成的动脉粥样硬化斑块是威胁血管健康最重要的因素。斑块在血管内累积变大的过程无声无息，逐渐堵塞血管。患者不一定有外在的胸闷、胸痛症状，胆固醇检测也不一定高。更危险的是，冠心病、糖尿病和高血压患者体内的血管斑块更弥漫，炎症反应更多、更不稳定。这些不稳定斑块随时可能破裂，如隐形炸弹般瞬间让血管堵塞，导致心肌梗死、猝死、中风等严重心脑血管事件。

血管中的斑块从人一出生就已存在，但大部分不影响健康。其中 10 % 的斑块会随年龄增长而长大，它的增长和高血压、高血脂、高血糖损伤血管内皮，导致血液里胆固醇、血小板等在血管内壁损伤处不断沉积有很大关系。一般来说，人的年龄越大，血管中就越容易形成硬化斑块。没有斑块的血管壁光滑平整，被硬化斑块附着的血管壁就像丘陵一样凹凸不平，造成血管腔变窄，供血不足。如果斑块逐渐生长，就会完全堵塞住血管，引起心肌梗死或脑梗死。另外，硬化斑块的表面是一层很薄的包膜，包膜内含有脂质、凝集的血小板等，非常容易破裂。在情绪激动、剧烈运动、酗酒、寒冷刺激或血压突然升高、血流冲击斑块或血管痉挛时，包膜就会破裂，导致硬化斑块这个"炸弹"被引爆，在顷刻间堵塞住血管。堵住了冠状动脉就会发生心肌梗死或猝死，堵住脑血管就会出现脑梗死。斑块硬化的过程是非常缓慢的，患者往往没有十分明显的症状，但斑块形成以后引发的这些病变往往是突然发生的，有时甚至能在几分钟之内夺去人的生命，让人猝不及防。所以易损斑块可以说是存在于人体内的一枚枚"不定时炸弹"，只要条件具备，它随时可以爆炸破裂，引发严重的心脑血管事件，危及患者生命。

人的血管不是静止不变的，随着人体的生长而生长，随着人体的增龄而老化。在一个人的孩提时代，动脉血管最年轻，最富有青春活力，血管口径最大，可与静脉媲美，管壁柔软、弹性好，输送血液的能力最强，器官与组织一般不会发生缺血、缺氧的问题，所以很少有儿童患有冠心病或脑梗死。随着年龄增长，胆固醇、甘油三酯等成分在血管壁上越积越多，血管壁的柔韧性降低，血管硬化，血液流动受阻，最终因缺血而引起心脑血管病。这就是人到中老年后易得冠心病、中风等的原因。中老年人应每年至少检测一次胆固醇，

将总胆固醇水平控制在 5.18 mmol/L 以下；冠心病、中风、高血压患者则应每3～6个月检测一次，在平衡运动、饮食的基础上，坚持长期服用他汀类药物。通过血管年龄的计算，可让人们了解胆固醇与动脉粥样硬化斑块和血管健康的密切关系。希望借助"血管年龄"这一大众都能了解的概念，形象地提示动脉粥样硬化斑块与发生心梗、中风、猝死等严重事件风险的紧密关联，进而保护血管健康，早期干预超龄风险。

血管与心脏等其他器官一样，也有不少"天敌"，列在黑名单上的有高血压、高血脂、糖尿病、肥胖、吸烟和精神紧张等。高血压，特别是无症状或没有控制好的高血压，是引发诸多血管疾病的导火线。高血压患者发生脑卒中的概率是正常人的4～7倍。40岁以上的中年人应每隔半年测一次血压，如果血压增高，应及时服药控制，并注意低盐饮食及进行适当的锻炼。糖尿病、高血糖不仅累及微血管，也能导致大血管病变，其危害不在高血压之下，其脑卒中的发生率比正常人高2～3倍。因此，定期查血糖也是保护血管的有效一招。高血脂，无论是高胆固醇、高甘油三酯，还是低密度脂蛋白增高，都会增加脑卒中的发病危险，予以调节也是大有必要的。吸烟就血管而言，烟草中以尼古丁为代表的多种有毒物质可刺激身体自主神经，使血管痉挛、小动脉变细、血液中含氧量减少，损害动脉管壁，导致血压升高、脑血管舒缩功能障碍及加速动脉硬化等。故要想血管年轻，远离香烟势在必行。肥胖易与糖尿病、高血脂、高血压等"结缘"，从而使血管老化的程度大大提速。因此，不要将减肥只定位在求美的层次上，而应从血管健康的高度来认识，并付诸实践。警惕血管斑块，应从评估血管年龄、检测胆固醇开始，坚持对动脉粥样硬化斑块早评估、早干预，更好地维护血管健康，预防心脑血管疾病。

古代医家提出七情内伤（思虑过多、忧思恼怒、大喜大悲）、饮食失节（恣食肥腻甘甜、嗜酒无度、饥饱失常）、肝肾亏虚（先天禀赋薄弱、年老体衰）、气血不足（大病久病、劳倦内伤）等是常见病因及诱发因素，这与现代医学对冠心病病因的认识有不谋而合之处。古籍所载的许多方药，如生脉散、血府逐瘀汤、瓜蒌薤白半夏汤、补阳还五汤、天王补心丹、参附汤、养心汤等，疗效卓著，世代相传，沿用至今。

在循证医学、介入医学、分子生物学、分子材料学等学科迅猛发展的基础上，药物治疗、介入治疗、外科治疗为当今冠心病的三大治疗方法。冠状动脉粥样硬化心脏病的防治需要长期的、多环节、多靶点、多元化的干预措施，以阻止动脉粥样硬化的进展，稳定冠状动脉粥样硬化易损斑块，避免血栓事件的出现，降低急性冠脉综合征的发生率。人们可以这样正确认识目前冠心病的干预策略：现代医学治疗基础坚实，传统医学治疗备受关注，中西医结合的技术优势值得期待。传统中医药疗法，有整体观认识疾病、个体化辨证治疗的优势，治法多样，疗效可靠，副作用少，经济价廉，一直受到国人的关注。尤其是在冠心病的一级预防、二级预防中，更能体现出中医药"预防为先、防重于治、防治结合"的"治未病"理念。

目前临床常用的中医治疗方法包括：药物治疗（汤剂、各种剂型的中成药、中药注射剂、中药气雾剂等）、穴位注射、穴位敷贴、离子导入、雾化吸入、针刺（体针、头针、耳针）、温灸、耳压、推拿、气功、水浴、心理疗法、磁石疗法等。尤其是当代的中医药工作者结合现代医学认识，运用现代科技手段加以研究，使得有着几千年经验沉淀的传统医学理论与治法，在治疗冠心病中发挥出其独特的、引人注目的作用。对冠心病的不同临床类型、不同症候，在冠心病的不同时期、不同阶段，正确地运用不同的中医疗法，或"急则治标"，或"缓者治本"，或活血化瘀、豁痰宣痹，或调补心肾、益气养血……与现代医学的药物疗法、介入疗法、外科"搭桥"疗法等紧密结合，常常可使中西医疗法的作用互补，疗效叠加。

现代医学所言的冠心病与古代记载的"胸痹""心痛"病证相同，《灵枢·五邪》篇曰："邪在心，则病心痛。"多年临床实践表明，冠心病患者常常因饮食习惯、情绪变化及缺乏必要的身体锻炼而导致心绞痛反复发作，甚者心肌梗死危及生命，因此在对中老年冠心病患者进行综合治疗时，要充分体现中医学"治未病"理念，防患于未然，做好中老年冠心病患者的健康预防措施及宣传教育工作，对预防心绞痛、心肌梗死的发生，改善中医证候，提高生活质量是十分重要的。随着医学发展的逐渐深入，21世纪的医学从"疾病医学"向"健康医学"发展，从重治疗向重预防保健发展，从针对病源的对抗治疗向整体调节发展。祖国医学很早就重视疾病的预防，早在两千多年前就认识到预防疾病的重要性，总结了不少预防疾病的经验，并提出了防重于治的"治未病"重要理论。《素问·四气调神大论》中就指出："圣人不治已病治未病，不治已乱治未乱，此之谓也。夫病已成而后药之，乱已成而后治之，譬犹渴而穿井，斗而铸锥，不亦晚乎！"《灵枢·逆顺》也明确提出："上工刺其未生者也……故曰：'上工治未病，不治已病。'"中医重视整体、强调辨证论治和"治未病"与 21 世纪新医学模式是相辅相成的。

　　中医"治未病"思想，主张通过饮食、运动、精神调摄等个人养生保健方法和手段来维系人体的阴阳平衡，达到维护"精神内守，真气从之"的健康状态和"正气存内，邪不可干"的疾病预防目的。为了贯彻国家卫生健康前移的战略方针，更要充分发挥中医学"治未病"的优势，采取相应措施，注重养生保健，维护人民健康，防患于未然，阻止高血压、冠心病、糖尿病等慢性疾病的发生与发展。

第九章　疾病防控——慢性阻塞性肺疾病

慢性阻塞性肺疾病（COPD）是一种以气流受限为特征的可以预防和治疗的疾病。其气流受限不完全可逆，呈进行性发展，与肺脏对吸入烟草、烟雾等有害气体或颗粒的异常炎症反应有关。COPD 主要累及肺脏，但也可引起全身的不良效应。肺功能检查对明确是否存在气流受限有重要意义。在吸入支气管舒张剂后，如果一秒钟用力呼气容积占用力肺活量的百分比小于 70%，则表明存在不完全可逆的气流受限。目前，COPD 居全球死亡原因的第 3 位。在我国 COPD 同样是严重危害人民群众健康的慢性呼吸系统疾病之一，40 岁以上人群患病率达 8.2%，COPD 发病人数多、死亡率高、社会经济负担重，因此预防 COPD 的发生发展，已成为一个重要的公共卫生问题。

COPD 发病与遗传，与环境因素（吸烟、职业性粉尘、化学物质）、室内外空气污染、感染、社会经济状况等有关。以慢性咳嗽、咳痰、气短或呼吸困难、喘息为主要临床表现。

COPD 的发病率及死亡率的逐年上升，给社会和家庭带来了沉重负担。中医学"治未病"思想，就是预防疾病的发生和发展，防患于未然。在起病之前，防止疾病的发生；已病之后，防止疾病的传变。要想降低 COPD 的发病率及死亡率，必须做到"未病先防，既病防变，瘥后调摄，防其复发"。未病先防，就是要普及 COPD 的预防知识，如戒烟、防治呼吸道感染等；既病防变，就是要早期诊断、规范治疗，防止其发展、转变；瘥后调摄，就是要在疾病初愈时做好后期的治疗、调理、康复，巩固疗效，谨防复发。

第一节　中医治未病防治慢性阻塞性肺疾病

根据 COPD 的临床表现和病程演变，可将其归属于中医学肺胀范畴。传统医学认为，急性加重期患者的咳、痰、喘症状明显，辨证以邪实为主，稳定期咳嗽、咳痰、气短等症状稳定或轻微，辨证以正虚为主。但是即使是在稳定期，患者的临床表现除了气短、乏力、自汗、腰膝酸软等虚症，还有咳痰、胸脘痞闷、口唇发绀、杵状指（趾）等痰瘀表现。正气亏虚，推动、温煦、濡养失职，则津聚为痰，血停为瘀，痰瘀互结，阻于气道，不但使疾病缠绵难愈，更易耗损正气。故虚实并见、互为因果是 COPD 稳定期病机特点。祖国医学认为 COPD 病位初期以肺为主，日久则由肺及脾、肾，晚期以肺、心、肾受损多见。肺、脾、肾三脏的阳气亏虚是 COPD 产生的前提和内在基础；痰瘀是 COPD 的主要病理因素，痰瘀互结为 COPD 加重的主要病机；COPD 发病过程即为肺气虚—肺、脾、肾气虚，阳虚—虚瘀互结。

要重视肺、脾、肾三脏的治疗，历代医家均认为 COPD 病位首先在肺。长期咳嗽、喘病等迁延失治，痰浊壅阻，肺失宣肃，日久而致肺虚，是 COPD 反复发作的病理基础。肺虚日久，子盗母气，脾失健运，导致肺脾气虚。肺脾气虚是 COPD 稳定期的主要证型之一。临床所见，此证型患者多具自汗、畏风、气短等肺虚症状，又有神疲、纳呆、便溏等脾虚征象，且见到咳嗽、微喘、痰多质稀等标实表现，舌多胖大、边有齿痕、苔白、脉沉弱。治疗当选健脾益肺法，方用玉屏风散合六君子汤加减。稳定期也是治未病防治 COPD 的最佳时期。

一、未病先防——戒烟、防治呼吸道感染，预防 COPD 发生

吸烟是 COPD 的重要发病因素，包括主动吸烟及环境中的被动吸烟。吸烟能使支气管上皮纤毛变短、不规则，纤毛运动发生障碍，降低局部抵抗力，削弱肺泡吞噬细胞的吞噬、灭菌作用，能引起支气管痉挛，增加气道阻力。吸烟也能诱导炎症并直接损害肺脏，从而导致 COPD 的发生。呼吸道感染是 COPD 发病的另一个重要因素。肺炎链球菌和流感嗜血杆菌可能为 COPD 急性发作的

主要病原菌；病毒也对 COPD 的发生和发展起一定作用。因此，要预防 COPD 的发生，首先要注意养生，针对上述两个重要致病因素预先采取措施，说服吸烟者戒烟和预防呼吸道感染。细菌、病毒是否入侵人体引起呼吸道感染与机体的免疫功能有关，因此，预防呼吸道感染时，就要注重培养正气，提高机体的免疫力。正如《素问》所云："正气存内，邪不可干。"

二、既病防变——早期诊断及治疗，防止 COPD 的发展和转变

COPD 的主要临床症状有慢性咳嗽、咳痰、气短或呼吸困难。早期常无明显不适，往往在不知不觉中发生、加重，等到出现症状时已到了中晚期，这是 COPD 死亡率高的重要原因。因此，早期诊断、规范治疗显得尤为重要。怎样早期诊断 COPD？回答下列问题，可以帮助判断是否患有 COPD：①年龄是否大于 40 岁？②是否经常吸烟或曾经吸烟？③是否经常咳嗽？④是否常在活动时气短？如果你有 3 个以上的回答是"是"，就应该做肺功能检查。肺功能检查能早期发现、早期诊断 COPD，从而早期治疗。早期治疗，可以减慢肺功能下降的速度，减缓 COPD 发病进程，减缓肺动脉高压、慢性肺源性心脏病及全身不良反应的发生。

中医认为，COPD（喘证、肺胀）的发生发展与肺脾肾关系密切。初期主要表现为肺气失宣，中期表现为肺气虚或肺脾两虚，晚期表现为肺肾两虚，甚至病及于心。肾阳虚无以温煦心阳，导致心气、心阳衰惫，鼓动血脉无力，血行淤滞，见面色、唇舌、指甲青紫，甚则喘汗致脱（喘脱），出现亡阴、亡阳之危笃病情。治疗方面，在初期阶段，由于邪气壅阻，病情属实，治疗较易，祛邪利气则愈；在中晚期阶段，病情属虚，补之未必即效，且易感邪而致反复发作，往往喘甚而至喘脱，故难治。正如《医宗必读·喘》云："治实者攻之即效，无所难也。治虚者补之未必即效，须悠久成功，其间转折进退，良非易也。"可见，中医早就认识到早期治疗的重要性。因此，早期诊断 COPD，把握其发展及传变规律，先安未受邪之脏，早期治疗，防止或阻断其发展与转变，体现了既病防变的重要性。

三、瘥后调摄——预防 COPD 复发

COPD 病程分急性加重期和稳定期。急性加重期咳嗽、咳痰、气喘症状明显，患者一般都重视治疗。病情控制后（瘥后）处于稳定期，咳嗽、咳痰、气

喘等症状稳定或轻微，此时，患者往往麻痹大意。其实稳定期治疗意义重大，采取措施，可防止复发，延缓 COPD 的病情进展。可采取以下措施：教育与督促患者坚持戒烟，避免或防止粉尘、烟雾及有害气体吸入；防寒保暖，避免受凉，预防感冒；进行康复治疗（呼吸操、步行、慢跑、登梯），针灸、穴位疗法及中医辨证施治等。中医药在 COPD 稳定期治疗中的优势日越发凸显。根据"缓则治其本"的原则，以培补元气为主，分别从肺脾肾着手：肺气虚者补肺固表，方用玉屏风散或补肺汤加减；脾虚者健脾化痰，六君子汤加减；肾虚者补肾纳气，偏阳虚者用肾气丸，偏阴虚者用麦味地黄汤加减。通过补益肺气、健脾补肾等治疗，能起到巩固疗效、增强机体抗病能力、防止疾病复发的作用。在临床工作中运用具有补肺健脾作用的利金方治疗 COPD 稳定期肺气虚患者，能明显减轻咳嗽、咳痰、喘息等症状，提高细胞免疫和体液免疫功能，改善肺功能，减少 COPD 急性发作。

综上所述，"治未病"在 COPD 防治中的应用，关键在于防范 COPD 的发生，已病时掌握早期诊断的方法，从而赢得早期治疗时间，防止其发展和转变，并注意预防复发。中医"治未病"思想贯穿 COPD 防治的全过程，在COPD 防治中具有重要意义。

第二节 中医防治慢性阻塞性肺疾病复发的措施

一、调节精神情志

深秋的萧索之景，往往使人触景生情，多愁善感。中医理论认为，肺外合于秋，在志为忧，因而悲忧最易伤肺。《黄帝内经》指出："秋三月……使志安宁，以缓秋刑，收敛神气，使秋气平，无外其志，使肺气清，此秋气之应，养收之道也。"意即秋天要使心绪保持安逸宁静，借以缓和秋天肃杀之气候对人体的影响。也就是说，人们要适应秋天的"容平"之气，减轻秋季对人心理上的不良反应，关键在于培养乐观情绪，以使神志安定。

要经常参加一些娱乐活动，培养广泛的业余兴趣爱好，从事自己感兴趣的事，这些对精神健康都大有裨益。此时，可外出旅游，游山玩水，因为邻水使人开朗，游山使人幽静，年龄大的人泛舟水中，怡然自得；年纪轻的人攀山登岩，锻炼意志。当处于"秋风秋雨秋愁"时，可以听一听音乐，欣赏一下戏曲，或听一场幽默的相声，这样，苦闷的情绪也随之消失。

中医学认为，常笑宣肺。大笑能使肺扩张，还可以清洁呼吸道"浊气"。人在开怀大笑时，可吸收更多的氧气进入身体，跟着流动的血液行遍全身，让身体的每个细胞都能得到充足的氧气。常保持乐观的心态还有利于增强机体的免疫功能。

二、常叩击、按摩肺俞穴

肺俞穴在背部，第三胸椎棘突下，旁开 1.5 寸。肺主一身之气，肺俞穴具有调补肺气、补虚清热的功效。主治呼吸系统疾病及与气有关的疾病，如哮喘、咳嗽、呕沫、腰脊痛、癫疾、喉痹等。经常叩击、按摩肺俞穴，可以宽胸理气，降逆止咳。如果能同时按摩天突穴，那么对治疗连续咳嗽很有效。每天用掌根和拇指指腹分别按揉左右肺俞穴和天突穴 36 次（1 遍），一般施治 3～5 遍即可，或揉按至局部有酸胀感为最好，也可每晚叩击肺俞穴，临睡前端坐椅上，两膝自然分开，双手放在大腿上，头正目闭，全身抓紧，意守丹田。吸气于胸中，两手握成空心拳，轻叩肺俞穴数 10 下，同时抬手用掌从两侧背部由下至上轻拍，持续约 10 分钟。这种办法可由本人或家属操作，通过刺激穴位达到畅快胸中之气、健肺养肺之功效。

三、加强锻炼身体

肺主一身之气，司呼吸，朝百脉，其对气体的呼吸与心脏对血液的循环一样，具有重要的主宰作用，二者又相辅相成。肺为娇脏，不耐寒热，位居诸脏之上，易被邪侵。进入深秋，尤其在秋冬交接之时，要及时添衣，注意保暖，以防风寒犯肺，导致感冒、气管与支气管炎、肺炎等呼吸系统疾病。同时应加强健身锻炼，呼吸吐纳，增强肺脏功能、御寒能力及免疫力。

金秋时节，菊黄枫红，景色宜人，既是运动锻炼、健身的好时期，又是饱览大自然绮丽风光的好季节。我国民间素有九九重阳登高的习俗，在此季节，宜外出登山旅游，不但"练腿脚防衰老"，促进血液循环和新陈代谢，提高机体耐寒及抗病能力，还能增添雅趣，陶冶情操。同时，宜多去户外开展力所能及的体育活动，如快走、慢跑、骑行、游泳、打乒乓球、打羽毛球、练太极剑、跳交谊舞等，在室内宜练四字功、吐音导引功、健鼻功、洗冷水浴等。另外，仲秋气温开始下降，虽凉却不甚寒，这时是"秋冻"的较佳时期，尤其是青壮年及一些身体健康的老人和小孩，穿衣要有所控制，有意识地让机体"冻一冻"，以免身热汗出，伤阴耗气，并为越冬打好基础。

有氧运动对于人体功能的调节是非常有效的，但好多人并不清楚。有氧运动是区别于剧烈无氧运动而言的，尽管活动量较少，对机体的肌肉锻炼较小，但是较无氧运动更能起到养生保健的作用。比如长途散步、踩单车、游泳、登山都是不错的有氧运动。有氧运动能加强人体的呼吸和血液循环功能，使人的肺活量增大、心脏功能增强。尤其是登山，在绿树环绕的树林中漫步，能使人吸收空气中更多的负氧离子，对人体呼吸功能有良好的调理和改善作用。

秋天天气干燥，容易伤肺，加上多雾霾的天气，更使得肺燥伤津，因此秋天养肺非常关键。运动锻炼更要注意方式方法，晨练需要等到太阳升起之后，雾霾天时少开窗通风，外出戴口罩，饮食清淡易消化。遵循关门窗、净空气、戴口罩、少出门、勤喝水、莫熬夜、看老幼、及时治的原则。

四、燥易伤肺，宜多喝水

秋季主燥，肺为娇脏，易遭受燥邪侵袭而发病，因此秋天及时补充水分是十分重要的。一般秋季要比其他季节每天多喝水 500 毫升以上，以保持肺脏与呼吸道的正常湿润度。另外，还可间接将水"摄"入呼吸道，办法是将热水倒入杯中，用鼻子对准杯口吸入，每次 10 分钟，每日 2 ～ 3 次即可。

五、食疗润肺，多吃白色食物

按中医五行、脏象的理论，秋季通肺，代表颜色为白色，中医学认为多吃白色食物有利于增强肺的功能。比如燕麦、山药、莲子、芡实、鱼鳔、银耳、雪梨、百合、蜂蜜等都有滋阴润肺作用。"冰糖银耳""雪梨汁""百合银耳大枣汤"都是很多人喜欢吃的，可以起到润肺养肺的作用。清肺也就是清热、利湿、解毒，多喝罗汉果茶能清咽利肺、止咳化痰，也可用膏方养阴润肺，补益肺肾。

滋阴润肺食百合：百合属于百合科植物，夏天开花，秋季结实，挖出其鲜茎的鳞叶，既可食用，又可药用。尤其是百合汤、八宝饭之类的甜食，红白相映，清而不腻，色、香、味俱全，可谓别有风味。另外，百合还含有一些特殊的营养成分，含秋水仙碱等多种生物碱。这些成分综合作用于人体，有良好的营养滋补功效。用百合煮粥，可滋润肺胃，对呼吸道和消化道黏膜有保护作用。现代医学研究表明，百合具有明显的镇咳、平喘、止血和增强小鼠肺灌流量等作用，能提高淋巴细胞转化率和增加体液免疫功能的活性，能有效抑制癌细胞增生。因此，百合深受人们的喜爱。

中医认为，百合味甘，微苦，性微寒，入心、肺二经，具有养阴润肺、清心安神、清热利尿的功效。可用于治疗阴虚久咳、痰中带血、肺结核、肺气肿、咽喉炎、胃炎、虚烦惊悸、失眠多梦、精神恍惚等。《神农本草经》记载，百合属百合科的宿根草本植物，有"主邪气心痛，利于大小便，补中益气"等作用。在《日华子本草》里有提到百合，"安心，定胆，益志，养五脏"。《本草述》中说："百合之功，在益气而兼之利气，在养正而更能去邪，故李梴氏谓其为渗利和中之美药也。"《中药大辞典》记载：百合性平，味甘微苦，入心、肺经，可润肺止咳、清心安神。常食百合，可以补肺润燥、健脾开胃、补养身体，使人精神焕发，抗拒疲劳。

秋季阳气收敛，阴气滋生，气候凉爽干燥，燥为秋的主气。秋燥易伤肺，以致出现皮肤干裂、口干咽燥、咳嗽少痰等各种病症，加上深秋花木凋谢，叶落草枯，睹物伤感，情绪波动，心情烦躁，忧郁不乐。此时如适时调补，可以有效地减轻不适反应。百合就是一种非常理想的解秋燥滋润肺阴的佳品。单味百合煎服或与其他药物一并煎服均可。

介绍几则润肺药膳。百合汤：百合100克，糖30克，煎汤，饮汤食百合，早晚各1次，有镇静、滋补、润肺、止咳之效。百合莲子汤：百合200克，莲子50克，加水适量，先煮酥烂，再加冰糖20克，继续以文火煨至黏稠，睡前服用，可服食数日，有滋阴养肺、安心宁神之效。百合红枣汤：百合100克，赤豆100克，红枣50克，水煎煮酥烂，后加白糖，再以文火炖烂，早晚各服1次，有补气补血、健脾除湿、养胃强身之效力，对病后余热未清、脚气、水肿等症有辅助疗效。百合汁：新鲜百合捣汁30毫升，加水饮服，连服5～7天，可辅治肺结核咳血。百蛤白及丸：百合、蛤粉各60克，白及120克，百部30克，共研末为丸，每次6克，每日3次，可用于支气管扩张性咳嗽。

六、秋季保养肺气

中医认为"寒秋以气通肺"，总结出了秋季易损伤肺气的理论。提醒人们适应天气变化，做好保养肺气，预防感冒、咳嗽等肺系疾病。以下方法酌情选用。

摩颈法：站直或坐立，仰头，颈部伸直，用手沿咽喉部向下按摩，直至胸部。双手交替按摩20次（1遍），连续2～3遍。按摩时要拇指与其他四指分开，虎口对住咽喉部，自颈下向下按搓，可适当用力。这种方法可以利咽喉，止咳化痰。

搓鼻法：将两手拇指外侧相互摩擦有热感后，用拇指外侧沿鼻梁、鼻翼两侧上下按摩30次。然后，按摩鼻翼两侧的迎香穴，每遍15～20次，每天1～2遍，可增强鼻的耐寒能力，防治伤风、鼻塞等。

按穴法：一是按摩大椎穴，两手搓热后轮流搓大椎，可每天早起后，搓大椎；天冷出门前搓热大椎，可防治感冒，既方便又有效。二是压揉承浆穴，以食指用力压揉，会感觉到口腔内涌出分泌液。糖尿病患者在想喝水之时，用力压揉此穴10余次，口渴即可消失，不必反复饮水。这种分泌液不仅可以预防秋燥，而且含有可延缓衰老的腮腺素，也可使老人面色红润。

呼吸法：在室外空气清新处，两脚分开与肩同宽，两手掌一上一下相叠，掌心向上，放于脐下3厘米处，两眼平视前方，全身放松，吸气于胸中，收腹，再缓缓呼气，放松，再吸气、呼气，如此反复，持续半小时。

拍肺法：同前述叩击肺俞穴法，每晚睡前，取坐位，上身挺立，两膝自然分开，双手放在大腿上，头放正，眼微闭，全身放松，吸气于胸中，同时抬手，用掌从两侧胸部由上至下轻拍，每次约做10分钟，最后用手背随呼吸轻叩背部肺俞穴20下。

大笑法：中医有"常笑宣肺"一说，大笑能使肺扩张，还可以清除呼吸道"浊气"。人在开怀大笑时，可吸收更多的氧气，氧气随着血液行遍全身，让身体的每个细胞都充满活力。

耐寒锻炼法：通常用冷水洗脸、浴鼻，身体健壮的人还可用冷水擦身、洗脚甚至淋浴。有研究表明，适当的冷水锻炼对预防伤风、感冒、支气管炎等呼吸道疾病有一定的效果。除了冷水锻炼，还可选择一些有助于提高抗寒锻炼的有氧运动项目，如登山、空气浴、冬泳等。

第三节 冬病夏治与慢性阻塞性肺疾病

三伏天是一年中天气最热的时候，这段时间人体阳气最旺，气血最为充盈，穴位最为敏感，是调理亚健康体质的最佳时机。"冬病"是指某些好发于冬季，或在冬季加重的病变，如支气管炎、支气管哮喘等。"夏治"指夏季这些患病人群病情有所缓解，趁此时节，辨证施治，适当内服和外用一些方药，以预防冬季旧病复发，或减轻其症状。所以，"冬病夏治"就是利用夏季气温高、机体阳气充沛的有利时机，调整人体的阴阳平衡，使一些宿疾得以治愈或减轻。"冬病夏治"适合于疾病缓解期或稳定期而非疾病发作期的人群及虚寒型体质者，阴虚体质者不宜。

中医认为，春夏养阳。夏令三伏，正是机体各种机能通达、经络通畅之时，也是扶正培本、滋养阳气的有利时间，通过中药穴位贴敷、针灸按摩、中药内服、中药熏蒸、药浴、饮食药膳等方法扶助正气，可使阳气充实，正气旺盛。每年夏季头伏、中伏、三伏各治疗一次，连续治疗三年为好，目前以采用敷贴治疗的方式为主。一般而言，阳气不足，肺气虚弱，虚寒疼痛和一些免疫功能低下的疾病在春夏治疗都会比其他季节疗效要好。人在青少年时期阳气旺盛，活泼好动，户外活动多，且肺脏娇嫩，易感风寒而感冒、发热、咳嗽等，艾灸肺俞、风门二穴能补肺卫之气、祛风寒外邪、预防感冒和COPD，具体方法可根据自身条件选择。

一、夏季气候炎热

夏季气候炎热，人的消化功能相对较弱，饮食宜清淡不宜油腻，要多吃杂粮，不可过多食用热性食物，以免内热过重。此外，冷食瓜果也应适可而止，不可过多食用，以免损伤脾胃。夏天一到，炎热的天气易耗伤肺阴，对策之一就是喝米汤。肺阴就是滋养肺脏的津液，它由营养物质所化生，与肺气一起维持肺功能的正常运转。肺阴受损，上不能滋润咽喉，出现咽干口干、声音嘶哑；外不能濡养肌肤，出现形体干瘦、毛发干枯，甚至出现盗汗、手足心发热、失眠多梦、急躁易怒、咳呛少痰等阴虚火旺症。夏季要想保护肺阴不受伤害，就要在吃饭时"先进米饮以润肺"，尤其是早餐之前。五脏中肺属金，谷物属土，按五行生化的规律，土能生金。因此，夏季吃些谷物做成的汤羹有利于滋养肺阴。夏季的饮食选择，要远离或者少吃辛辣刺激的"重口味"食物，以免加重对肺阴的损耗，激发各类疾病。《养生论》中说道："更宜调息静心，常如冰雪在心，炎热亦于吾心少减，不可以热为热，更生热矣。"意念中存想心中有冰雪，便不会感到天气极其炎热了。为顺应自然界阴阳盛衰变化，一般夏季宜晚睡早起，尽量保持每天有 7 小时左右的睡眠时间。

二、天灸疗法

天灸疗法是以中医经络学说为理论依据，是中医外治法中的一种，也称"药物发泡"和"敷贴发泡"。三伏天是一年中最炎热、阳气最旺的时候，是人们治疗宿寒引起的哮喘、过敏性鼻炎、反复呼吸道感染等疾病的最佳治疗时机。天灸治疗后皮肤会有发热感，以皮肤感觉和耐受程度为观察指标，避免灼伤皮肤。贴药后皮肤出现红晕属正常现象，可涂些皮肤软膏以减缓刺激，如果已经发起水泡，应避免抓破感染，亦可涂烫伤软膏。

天灸期间要戒食"发物"，如牛肉、鸡肉、鹅肉、鸭肉、花生、芋头、豆腐等，以及戒食鱼虾等易致敏的食物，如出现皮肤过敏，可搽抗过敏药膏，必要时去医院就诊。此外，贴药时要注意少吃肉桂、花椒、茴香、狗肉、羊肉、新鲜桂圆和荔枝等辛燥之品，忌大量进食寒凉之品。刚好在三伏天有发烧、咽喉发炎等疾病的患者不宜贴药。另外，不宜采用天灸疗法的还有一岁以下幼儿、孕妇、肺结核及严重心肺功能不全者，以及短时间内敷贴即会出现大量水泡、皮肤贴外用药易过敏者。

三、艾灸疗法

艾灸借灸火的热力及药物的作用，通过经络的传导，起到温通气血、扶正祛邪的作用。三里灸，艾条每次一支，点燃对准足三里，左右两穴灸完为止，每日一次，勿烫伤，能理脾胃、调气血、助消化、补虚弱。神阙、气海、关元灸，方法同三里灸，能复苏固脱、温补元阳、健运脾胃、理气和肠。背俞穴（肺俞、脾俞、肾俞）灸，方法同三里灸，因穴位较多，便于操作，最好到医院由针灸科医生用艾箱灸。俞穴是脏腑气血输注之处，是阴病行阳的重要场所，用阳气灸阳位，治五脏六腑虚损，"天之大宝，只此一丸红日；人之大宝，只此一息真阳"，"冬病夏治"治咳喘，多选用背俞穴，是夏天用阳之位补阳的重要场所。

四、拔火罐

运用不同的拔罐方法拔火罐，能调整脏腑功能，协调阴阳平衡。拔罐由于负压和热的作用，使局部毛细血管充血破裂，形成自身溶血现象。自身溶血现象是一个延缓的良性刺激过程，产生一种类组胺物质，随体液周流全身，刺激各个器官，增强其功能活力，强壮身体，提高人体的免疫抗病能力。

五、刮痧

刮痧是以中医皮部理论为基础，用牛角、玉石等工具在皮肤相关部位刮拭，有活血化瘀、疏通经络、缓解疲劳的作用。刮痧疗法对皮肤有一定损伤，所以一次刮拭完后要等一段时间，一般间隔 5～7 天开始第二疗程。三伏天刮痧能调节肺功能，一年中气温最高的时间是盛夏的"三伏"，是人体阳气最旺盛的时候。"三伏"时通过内服或外用一些方药来调整人体的阴阳平衡，可使一些宿疾得以恢复。大量文献资料证明，冬病夏治，在对冬天容易发作的疾病，如哮喘、慢性支气管炎等的预防及治疗中，有效率可以达 90 %。冬天易发的疾病，大都由素体阳虚、体内阴寒太盛所致，此时治疗有利于驱除体内寒气，平衡阴阳，鼓舞阳气。近年来，贴敷越来越得到认可，获得了较好的近期或远期效果。然而，贴敷对一些人未必适合，如热证或对胶布、外用中药过敏者。其实，贴敷只是"冬病夏治"众多中医疗法中的一种，如前所述"冬病夏治"还包括针刺、艾灸、刮痧、拔罐、推拿等其他外治疗法，食疗也有此方面的作用。现介绍一下三伏刮痧、拔罐防治肺系疾病的方法，在家即可操作运用。

刮拭背部：以肺俞为重点并在其附近进行刮痧、拔罐。五脏六腑在背部都有一个"窗口"，即背俞穴，背俞穴是五脏六腑之气汇集在背部的俞穴，肺脏之气汇集在背部的俞穴就是肺俞。肺俞为足太阳膀胱经穴，俞穴。在背部第三胸椎棘突下，旁开 1.5 寸。主治肺经及呼吸道疾病，如肺炎、支气管炎、肺结核等。

刮拭胸部：刮拭整个胸部，以膻中、中府为重点在其附近进行刮痧、拔罐。之所以肺有问题要刮拭整个胸部，是因为用中医"三焦定位"方法，心肺属上焦，居胸中。膻中是八会穴中的气会，肺主气，肺有问题取气会。中府是肺之募穴，募穴是五脏六腑之气汇集在胸腹部的俞穴，肺脏之气汇集在胸腹部的俞穴就是中府穴。中府穴在胸外侧部，云门下 1 寸，平第一肋间隙处，距前正中线 6 寸。主治咳嗽、气喘、肺胀满、胸痛、肩背痛。

刮拭手臂：刮拭手太阴肺经，即刮拭双侧手内侧前缘肺经循行的部位，重点刮拭尺泽—孔最—列缺—太渊这段肺经。

一般来说，肺系疾病用以上三步即可解决。如果有些症状比较突出，就可以在以上三步基础上外加一个或几个穴位，以增加疗效。尺泽：在肘横纹上，肱二头肌腱的尺侧缘，为手太阴肺经之俞穴，为肺经之合穴，合穴在五行中属水，尺泽之意是指肺经之气在此有如水聚。主治喉部、胸部、肺部病变，如咳嗽、哮喘、咽喉肿痛、胸满、呕吐等。孔最：孔为孔隙之意，孔最是通窍第一的意思，具有开瘀通窍之功效。孔最在尺泽与太渊的连线上，距腕横纹上 7 寸，为手太阴肺经之郄穴，有润肺降逆、止咳平喘之功效，主要用于肺系病症，主治咳嗽、哮喘、失音、咽喉肿痛、头痛、痔疮，尤其对咳嗽、哮喘应用较多。单独使用孔最或配合其他穴位使用对哮喘尤其是过敏性哮喘效果颇佳。在此穴刮痧、点按、留罐均可。列缺：位于手腕之桡骨突起的分裂缺口处，本穴在桡骨茎突上方，腕横纹上 1.5 寸，为手太阴肺经之络穴，一络可通二经，列缺除能治疗中医之肺系病症外，还可治疗手阳明大肠经的病症，因肺与大肠相表里，手太阴肺经与手阳明大肠经属表里经，手阳明大肠经上行头项部，颜面部，所以取手太阴肺经之络穴列缺，治疗偏头痛效果也颇佳，常常胜于药物。如患者平时易感冒发烧，可在上三步基础上加用大椎，可刮痧、拔罐（留罐）、艾灸，以温通诸阳、解表发汗、祛风散寒。如果患者体虚反复感冒比较明显，即除感冒外，还会有呼吸无力、语音低微、身倦无力等气虚不足的症状，可在上三步基础上加用足三里，可刮痧、拔罐（留罐）、艾灸，以振奋中阳、疏通经络、健脾和胃及扶正祛邪。如果患者咳嗽、痰较多比较明显，可在上三步基础上加用天突（留罐）、丰隆，丰隆属足阳明胃经，中医认为肺为贮痰之器，脾胃是生痰之源。刮痧、拔罐、艾灸丰隆，可以祛痰泄热、宣畅肺气。如果患者哮喘长时间不愈，或出现活动后诱发和加重，张口抬肩呼吸，有 10～20 年的哮喘史，出现这种情况，很可能是肾虚哮喘。中医认为肾主纳气，即肾也参与呼吸工作，认为"病久穷必及肾"，各种疾病患病时间长了都会累及肾脏。如果出现上述情况，可在上三步基础上加肾俞和中极，以补肾固本。

刮痧作用原理：刮痧出痧可使局部组织形成高度充血，血管神经受到刺激使血管扩张，血流及淋巴液流动增快，吞噬作用及搬运力量加强，使体内废物、毒素加速排出，组织细胞得到营养，从而使血液得到净化，增加了全身抵抗力，可以减轻病势，促进康复。现代医学认为，刮痧出痧是自体溶血现象，刮痧出痧的过程是一种血管扩张渐至毛细血管破裂、血液外溢、皮肤局部形成瘀血瘀斑的现象，此等血凝块（出痧）不久即能溃散，而起自体溶血作用，形成一种新的刺激素，能加强局部的新陈代谢，有抗炎的作用。自体溶血是一个缓和的良性弱刺激过程，其不但可以刺激免疫机能，使其得到调整，还可以通过向心性神经作用于大脑皮质，继续起到调节大脑的兴奋与抑制过程和内分泌系统的平衡。

六、药物穴位贴敷

白芥子、延胡索各 20 克，甘遂、细辛、肉桂各 12 克，研末加生姜汁或凡士林调成糊状，分 6 份贴于肺俞、心俞、膈俞、脾俞、肾俞等处，胶布固定，在三伏天的第一天开始敷贴，每隔 3 天贴 1 次，每次 3～4 小时，敷贴 10 次为一疗程，连续三个夏季。

总之，各种预防措施可根据自身条件、体质特点、季节变化综合运用和选择使用，有药物疗法、非药物疗法，运动疗法、饮食疗法等，辨证施治是取得疗效的前提和关键。

参考文献

[1] 郁东海，王澎，徐中菊，等. 治未病学 [M]. 上海：上海科学技术出版社，2018.

[2] 陈佳明. 学中医治未病 [M]. 北京：金盾出版社，2018.

[3] 彭良波. 中医传世妙方与未病先治 [M]. 北京：金盾出版社，2018.

[4] 刘智斌，牛文民. 基于治未病理念：针灸防治功能性胃肠病 [M]. 西安：西安交通大学出版社，2019.

[5] 霍莉莉. 教你认识儿童治未病：语言发育迟缓 [M]. 北京：科学出版社，2018.

[6] 霍莉莉. 教你认识儿童治未病：运动发育迟缓 [M]. 北京：科学出版社，2018.

[7] 霍莉莉. 教你认识儿童治未病：反复呼吸道感染 [M]. 北京：科学出版社，2018.

[8] 李红英. 健康管理与治未病服务体系研究 [M]. 芒市：德宏民族出版社，2018.

[9] 霍莉莉. 教你认识儿童治未病：注意缺陷多动障碍 [M]. 北京：科学出版社，2018.

[10] 范德辉. 治腰治颈不如靠自己 [M]. 广州：羊城晚报出版社，2018.

[11] 余俊文. 中医治未病保健指导 [M]. 郑州：河南科学技术出版社，2018.

[12] 中华中医药学会. 中医治未病信息数据元：T/CACM 004. 1—004. 2—2018[S]. 北京：中国中医药出版社，2018.

[13] 中华中医药学会. 中医治未病服务规范：T/CACM 1069—1073—2018[S]. 北京：中国中医药出版社，2018.

[14] 中华中医药学会. 中医治未病标准化工作指南：T/CACM 1066. 1—1066. 6—2018[S]. 北京：中国中医药出版社，2018.

[15] 茅建春，顾军花. 龙华中医谈风湿病 [M]. 北京：中国中医药出版社，2018.

[16] 陈广垠. 糖尿病家庭医生百科 [M]. 合肥：安徽科学技术出版社，2018.

[17] 严冰. 中医二论五病说 [M]. 南京：东南大学出版社，2018.

[18] 宋太平，巩跃生. 宋光瑞肛肠病临证经验实录 [M]. 北京：中国中医药出版社，2018.

[19] 沈丕安. 风湿病免疫病学术思想与临床 [M]. 上海：上海辞书出版社，2018.

[20] 余孟学. 难杂病临证手册 [M]. 2 版. 郑州：河南科学技术出版社，2018.

[21] 徐蕾，高鹏宇. 孩子更要治未病：不咳嗽不感冒不积食，从小到大少生病 [M].
北京：中国医药科技出版社，2019.

[22] 赫忠慧. 运动治未病 [M]. 北京：中国人口出版社，2019.

[23] 段思安. 治未病三字诀 [M]. 北京：学苑出版社，2019.

[24] 季旭明，李文华. 辨体治未病：女性个体化健康管理 [M]. 济南：山东科学技
术出版社，2019.

[25] 陈家旭.《黄帝内经》"治未病" 理论研究 [D]. 北京：中国中医科学院，2008.

[26] 郭勇，张光武. 治未病：漫画肩痛 [M]. 郑州：河南科学技术出版社，2019.

[27] 湖北省卫生计生宣传教育中心，武汉市中医院. 巧治未病不惧将来 [M]. 武汉：
湖北科学技术出版社，2019.

[28] 李志安. 治未病：安享美好的晚年 [M]. 郑州：河南科学技术出版社，2020.

[29] 沈庆法，毛炜. 治未病源流概说 [M]. 北京：人民卫生出版社，2010.

[30] 赵为民，姚璠，施维敏. 治未病之四时二十四节气养生 [M]. 长春：吉林科学
技术出版社，2019.

[31] 周运峰，杨建宁，王单一. 中医治未病养生有道全图解：刮痧 [M]. 郑州：河
南科学技术出版社，2019.

[32] 娄玉钤，娄多峰，李满意. 中华痹病大全 [M]. 北京：中国医药科技出版社，
2019.

[33] 汪元. 杂病求实：国医大师徐经世 "从中调治" 临证实录 [M]. 合肥：安徽科
学技术出版社，2019.

[34] 王玉霞，杨建宇，李明. 中医治未病养生有道全图解：艾灸 [M]. 郑州：河南
科学技术出版社，2019.

[35] 黄政德，李鑫辉. 肺病保健一本通 [M]. 北京：中国中医药出版社，2019.

[36] 李宇铭. 仲景医学原理：古中医学理论与应用 [M]. 北京：中国中医药出版社，
2019.

[37] 王文健. 社区常见病中西医结合防治指南 [M]. 上海：上海科学技术出版社，
2019.

[38] 陈松鹤. 求医先求己 [M]. 上海：复旦大学出版社，2019.

[39] 马振友，李斌，李元文. 新编中西皮肤药物手册 [M]. 郑州：河南科学技术出
版社，2019.

[40] 彭清华. 中医眼科学 [M]. 上海：上海科学技术出版社，2019.